岭南珍本古医籍校注与研究丛书 第二辑 主编 郑洪

《伤寒论近言》全本校注与研究

[清] 何梦瑶 撰

黄子天 校注

U0782023

SPM 南方传媒 | 广东科技出版社 全国优秀出版社

·广州·

图书在版编目（CIP）数据

《伤寒论近言》全本校注与研究/（清）何梦瑶撰；黄子天校注. —广州：广东科技出版社，2023.12
（岭南珍本古医籍校注与研究丛书. 第二辑）
ISBN 978-7-5359-8176-9

Ⅰ.①伤…　Ⅱ.①何…　②黄…　Ⅲ.①《伤寒论》—注释②《伤寒论》—研究　Ⅳ.① R222.2

中国国家版本馆 CIP 数据核字（2023）第 193295 号

《伤寒论近言》全本校注与研究
《 Shanghanlun Jinyan 》 Quanben Jiaozhu yu Yanjiu

出　版　人：严奉强
策　　　划：曾永琳　邹　荣
责任编辑：邹　荣
装帧设计：友间文化
封面设计：彭　力
责任校对：李云柯　杨　乐
责任印制：彭海波
出版发行：广东科技出版社
　　　　　（广州市环市东路水荫路11号　邮政编码：510075）
销售热线：020-37607413
https://www.gdstp.com.cn
E-mail：gdkjbw@nfcb.com.cn
经　　　销：广东新华发行集团股份有限公司
印　　　刷：广州一龙印刷有限公司
　　　　　（广州市增城区荔新九路43号）
规　　　格：889 mm×1 194 mm　1/32　印张 6.875　字数 170 千
版　　　次：2023 年 12 月第 1 版
　　　　　2023 年 12 月第 1 次印刷
定　　　价：38.00 元

如发现因印装质量问题影响阅读，请与广东科技出版社印制室联系调换
（电话：020-37607272）。

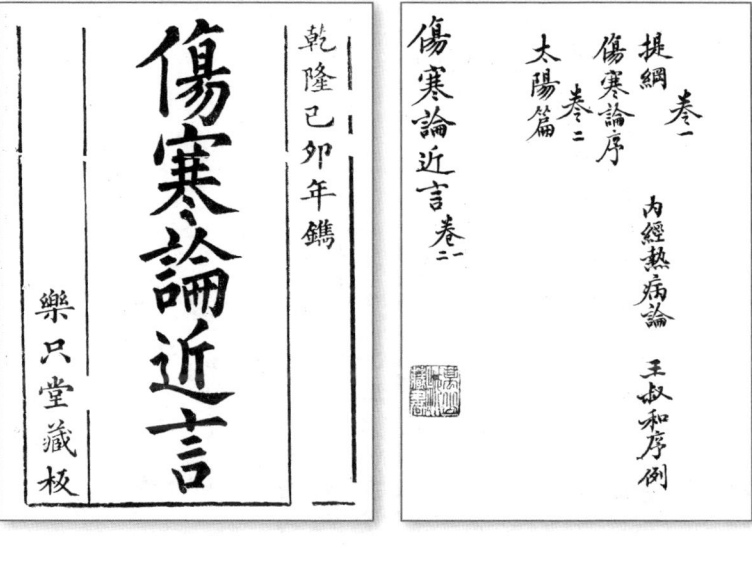
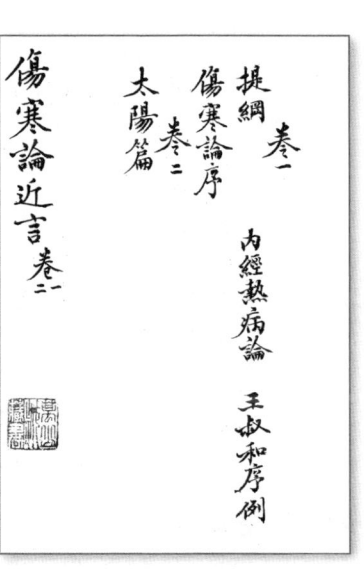

傷寒論近言卷二

提綱

傷寒論序

卷二

太陽篇

內經熱病論　王叔和序例

乾隆己卯年鐫

傷寒論近言

樂只堂藏板

傷寒論近言　凡例

凡例

一　傷寒論隨證立法分隸各篇細目雖張大綱未舉讀
者若無要領今為提綱一篇列於其首非敢僭也欲
使讀者先得其梗概不致茫無頭緒耳

一　傷寒論實本內經熱病論來茲錄經文于前以明淵
源所自且以見仲景去取之精

一　王叔和序例一篇祖述內經并晃仲景所言大醇小
疵諸家攻擊太過殊非平允亦錄于前細加詳註瑕
瑜自見讀者詳之

一　論內各條夫第諸家編排互異皆非仲景之舊本來

面目既不可考因以愚意為線索貫串顛倒割裂罪
誠不免衷之于理或亦無碍

一　六經篇內喻嘉言摘出溫病合病併病壞病各項另
立篇目雖非仲景之舊于理可通茲細加辨別其有
經可歸者仍隸本經內無經可歸者從喻氏摘出

一　將合病併病合為一篇附三陽經後溫病一篇附痙
濕暍論霍亂證後

一　吐汗下不可篇為治法之準繩而差後勞復及陰
陽易篇又病後之治法宜次六經篇後若痙濕暍及
霍亂篇則雜病也辨脈平脈二篇亦泛論脈法非專

《伤寒论近言》乐只堂版书影

傷寒論近言

南海何夢瑤著

按報之先生為吾粵名儒學術行誼詳載志乘惟阮通志叙先生醫學著述未列傷寒論近言可見當日已鮮流傳嗣聞版燬於火傳本更希茲從盧朋著著君藏本錄出庶先哲微言不至湮沒云爾南海廖景曾謹識

提綱

經曰：冬傷於寒。誠以冬月風寒嚴厲。最能傷人也。當分直中寒証。傳經熱証。直中者。因其人平日虛質。陽氣衰微。不能捍衛乎外。寒邪得以直入。深中臟腑。此是陰寒之証。傳經者，其人平素壯質。或雖虛而有火。寒邪雖屬，內之陽氣足以拒之。深入不能。止傷其外。皮膚受寒。則陰凝之氣。足以閉固腠理。而本身之陽氣。不能發泄于外。是以鬱而為熱。使能為之發散在表之寒邪。則腠理。開鬱熱泄。可立愈矣。否則熱不外泄。勢必內攻。而由淺

《中医杂志》连载之《伤寒论近言》书影

本书参与校注人员

陈文铄　王天麟　魏宇风

罗　燕　谭志洪　肖君琳

前言

中医药发源于远古，经历代发展而趋于大成。古籍文献是中医药知识的重要载体。据2007年12月出版的《中国中医古籍总目》所载，我国150家图书馆（博物馆）收藏的1949年以前版印的中医药图书即达13 455种，此外尚有大量亡佚的著作。

历史上，我国不同地区中医药发展的情况并不平衡。秦汉时期，我国的文化中心在黄河流域，中医药的四大经典《黄帝内经》《难经》《神农本草经》《伤寒杂病论》虽然也提到了南方的医药知识，但主要在北方结集成书。汉代仅有杨孚《异物志》等偶涉药物知识的岭南著作。晋代，岭南开始较为系统地接受中原地区的中医药知识，葛洪南来，其《肘后救卒方》（后人增补为《肘后备急方》）对岭南医药有重要影响。晋唐时期，还有不少南来的士人或医家编集了多种方药著作，南宋郑樵《通志》曾将它们归类为"岭南方"，但大多已佚失。到宋代，在岭南成长的医学家陈昭遇参编医学巨著《太平圣惠方》，潮州刘昉编著《幼幼新书》，始在中医文献史上占有一席之地。元代释继洪的《岭南卫生方》则是现存最早以"岭南"命名的医著。

医随地运。随着明、清、民国时期岭南地区经济文化不断发展，岭南医籍著作开始增多，种类不断丰富，水平也较以前提高。郭霭春氏《中国分省医籍考》辑得广东医籍约200种，近年高日阳、刘小斌编《岭南医籍考》辑出1949年以前的岭南中医古籍文献577种，其中现存284种，亡佚或未见282种，存疑11种。现存古籍中，有不少大家之著，如明代丘濬的《群书钞方》、盛端明的《程斋医抄撮要》，清代何梦瑶的《医碥》、何克谏的《生草药性备要》、潘名熊的《评琴书屋医略》和《叶案括要》、朱沛文的《华洋脏象约纂》、程康圃的《儿科秘要》、罗汝兰的《鼠疫汇编》、邱熺的《引痘略》、梁玉瑜的《舌鉴辨正》，民国陈伯坛的《读过伤寒论》、黎天祐的《伤寒论崇正编》、杨鹤龄的《儿科经验述要》、陈任枚及刘赤选的《温病学讲义》、管季耀的《伤科学讲义》、梁翰芬的《诊断学讲义》等，反映了岭南医学各个专科的重要成就，很有研究和参考价值。

在文献利用方面，过去部分岭南古医籍已有影印或点校本面世，但相当零散。近年"岭南中医药文库"丛书影印了50种岭南医籍，是较系统的一次出版工程，为岭南医学的理论与临床各学科的研究提供了便利。不过，"原汁原味"的影印本有利也有弊，因为古籍可能存在版本异同、刊印错讹等种种情况，会阻碍读者对原书内容的准确理解。这就需要进行认真的文献校注与整理工作。

由于岭南医籍文献众多，而文献整理又是一项严谨细致的工作，难以一蹴而就，因此，我们组织编撰这套"岭南珍本古医籍校注与研究丛书"，精选有较高学术价值，过去未经整理面世，或虽曾出版但当前有新研究进展的古医籍，进行系统的校注与研究，分批出版。在国家出版基金和国家古籍整理出版规划项目支持下，2018年出版了第一辑四种医籍，分别是葛洪的《肘后备急方》、何梦瑶的《医碥》、潘名熊的《叶案括要》（附《评琴书屋医略》）和黎天祐的《伤寒论崇正编》，这些医籍均经过较全面的版本校对和文字校注，简体横排，以便于读者参考使用。

此次出版的第二辑，以"岭南伤寒"为主题。有关岭南伤寒，陈伯坛的《读过伤寒论》《读过金匮卷十九》和上一辑中黎天祐的《伤寒论崇正编》都是比较知名的著作，并已有校注本行世，故未纳入此辑。此次纳入的6种，都未经整理出版，包括何梦瑶的《伤寒论近言》、郭元峰的《伤寒论》（与《脉如》合集）、麦乃求的《伤寒法眼》、陈焕堂的《仲景归真》和何德藻的《拾慧集》。通过此辑的校注研究与出版，古代岭南伤寒学研究的全貌基本上已被较完整地呈现出来，可供读者在理论和临床上作进一步研究时参考。

2023年8月

《伤寒论近言》简介

《伤寒论近言》为清代岭南名医何梦瑶所著。何梦瑶（1692—1764），字报之，号西池，清代广东南海人，岭南著名医家，著有《医碥》《伤寒论近言》《三科辑要》《人子须知》《医方全书》等。

《伤寒论近言》首列"凡例"，次为"目录"，后为正文七卷。卷之一，内容依次为"提纲""内经·热病论""王叔和序例""附论温暑温疫""伤寒论·序"；卷之二，为"太阳篇"；卷三，为"阳明篇"；卷四，内容依次为"少阳篇""阳经合病并病篇"；卷五，内容依次为"太阴篇""少阴篇""厥阴篇"；卷之六，内容依次为"汗吐下可不可篇""差后劳复""阴阳易病""痉湿暍篇""霍乱""温病""辨脉法""平脉法"；卷七，辑"《伤寒论近言》方目""仲景原方"。全书对张仲景《伤寒论》原文采用大字书写，以小字夹注形式注解，卷之二至卷之六各篇前有何氏加注说明其编次思路。

《伤寒论近言》校注说明

一、版本考察与选择

《伤寒论近言》全本收藏于天津市医学科学技术信息研究所，为清乾隆二十四年己卯（1759年）乐只堂刻本。《中国中医古籍总目》中该本被著录为清乾隆六十年乙卯（1795年）刻本，而该书牌记则刻有"乾隆己卯年镌"。另据《中国中医古籍总目》著录，河南省图书馆藏有清乾隆二十二年（1757年）南海何氏刻《乐只堂医书汇函》本，但据查实已不存。乐只堂刻本为目前唯一公开可见之《伤寒论近言》全本，故以之为底本，下文简称"乐本"。

本次整理，选定《中医杂志》连载之《伤寒论近言》残本为主校本。《中医杂志》是民国时期广东中医药专门学校早期校刊，在1926年至1928年间不定期出版，共出版6期。1927年3月《中医杂志》第三期第1～6页刊载《伤寒论近言》部分内容，并于正文之前加按语："报之先生为吾粤名儒，学术行谊详载志乘。惟阮《通志》叙先生医学著述未列《伤寒论近言》，可见当日已鲜流传。嗣闻版毁于火，传本更希。兹从卢朋著君藏本录出，庶先哲微言，不至湮没云尔。南海廖景曾谨识。"1927年8月《中医杂志》第四期第1～16页《伤寒论近言·续》、1927年12月《中医杂志》第五期第1～14页《伤寒论近言·再续》、1928年11月《中医杂志》第六期第1～13页《伤寒论近言·三续》，连载4期之《伤寒论近言》内容包括"提纲""王叔和序例""附论温暑温疫"及"太阳篇"部分内容。该版本为目前除乐本之外唯一公开可见之《伤寒论近言》版本，故以之为主校本，下文简称"廖本"。

本次整理，选定参校本为宋赵开美本《仲景全书》本《伤寒论》，下文简称"赵本"。他校本主要为《黄帝内经》，选用版本为中国台湾商务印书馆《景印文渊阁四库全书》第733册，简称"四库本"。

二、校注说明

在整理过程中，严格按照古籍整理原则进行，具体校注体例如下：

1. 本次点校整理参照中华中医药学会《中医古籍整理规范》（ZYYXH/T362～371—2012）实行。全书统一使用规范字横排，并以现代标点符号对原书进行标点。底本中表示方位的"右"统一改为"上"，不出校记。

2. 校勘采用对校、本校、他校和理校等方法。底本与校本互异，若显系底本有讹、脱、衍、倒者，予以改动，并出校记；底本与校本互异，二者文义均通者，原文不作改动，并出校记；底本与校本虽然一致，但按文义确有讹、脱、衍、倒者，予以改动，并出校记；疑有讹、脱、衍、倒者，原文不作改动，出校存疑。底本与样本虚词互异，如无关宏旨者不改。

3. 底本中的繁体字、古字、异体字、俗写字，统一参照

《通用规范汉字表》，以规范字律齐，不出校记。如晹与暍、踆与蜷、懔与栗，搏与挎等，均以后者律之。对于底本中通假字保持原貌，于首见处出注说明。

4. 书中同一字多次校改者，在首见处出校记，余者不出校记。凡底本中字形属一般笔画之误的，径改，不出校记。

5. 底本中小字夹注，现仍以小一号字楷体排版、标点。方药单独成段，中药剂量、炮制等附注以小字置于药名下。

6. 书中药名如为异体字、俗写字则统一改为规范正体；如为异名（非用字原因），则不改，出注。

7. 书中古奥、费解、生僻及某些歧义或异读的字词、方言词，出注说明其义，并作注音，注音采用汉语拼音加汉字直音形式。

第一部分 《伤寒论近言》正文校注 / 001

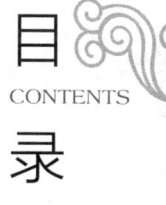

目

CONTENTS

录

凡例 / 002

伤寒论近言·卷之一

提纲 / 004

内经·热病论 / 009

王叔和序例 / 012

附论温暑温疫 / 020

伤寒论·序 / 022

伤寒论近言·卷之二

太阳篇 / 024

伤寒论近言·卷三

阳明篇 / 066

伤寒论近言·卷四

少阳篇 / 086

阳经合病并病篇 / 094

伤寒论近言·卷五

太阴篇 / 099

少阴篇 / 101

厥阴篇 / 110

伤寒论近言·卷之六

汗吐下可不可篇 /122

差后劳复 /133

阴阳易病 /134

痉湿暍篇 /135

霍乱 /139

温病 /141

辨脉法 /142

平脉法 /151

伤寒论近言·卷七

《伤寒论近言》方目 /161

仲景原方 /163

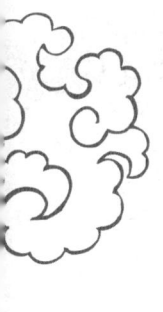

第二部分 《伤寒论近言》研究 /191

一、《伤寒论近言》对《伤寒论》的研究 /192

二、《伤寒论近言》有关温病内容 /196

三、结语 /198

第一部分

《伤寒论近言》正文校注

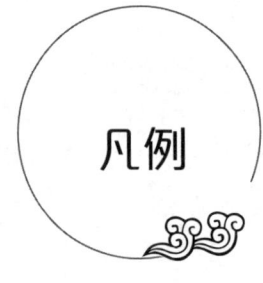

凡例

《伤寒论》随证立法，分隶各篇，细目虽张，大纲未举，读者苦无要领。今为《提纲》一篇，列于其首，非敢僭①也，欲使读者先得其梗概，不致茫无头绪耳。

《伤寒论》实本《内经·热病论》来，兹录经文于前，以明渊源所自，且以见仲景去取之精。

王叔和②《序例》一篇，祖述《内经》，弁冕③仲景，所言大醇小疵，诸家攻击太过，殊非平允，亦录于前，细加详注，瑕瑜自见，读者详之。

论内各条次第，诸家编排互异，皆非仲景之旧。本来面目既不可考，因以愚意为线索贯串，颠倒割裂，罪诚不免，然衷之于理，或亦无碍。

---

① 僭：表示自谦，愧居上位。

② 王叔和：名熙（公元3世纪），西晋时期著名医家。高平（今山西高平，一说山东济宁）人。曾任太医令，编成《脉经》10卷。他将张仲景《伤寒杂病论》加以整理，编成《伤寒论》10卷。其中《伤寒例》一篇（又称《序例》），何梦瑶认为是王叔和所撰。

③ 弁冕：弁、冕皆古代男子冠名。"弁冕"指礼帽，引申为居首。

六经篇内，喻嘉言①摘出温病、合病、并病、坏病各项，另立篇目，虽非仲景之旧，于理可通。兹细加辨别，其有经可归者，仍隶本经篇内；无经可归者，从喻氏摘出，将合病、并病合为一篇，附三阳经后；温病一篇，附痉湿暍②霍乱证后。

《吐汗下可不可篇》为治法之准绳，而《差后劳复》及《阴阳易》篇又病后之治法，宜次六经篇后。若《痉湿暍》及《霍乱》篇则杂病也，《辨脉》《平脉》二篇亦泛论脉法，非专言伤寒，故并编于后。

---

① 喻嘉言：喻昌（约1585—1664），清初著名医家。字嘉言，别号西昌老人。新建（今江西南昌）人。著《尚论篇》（1648）、《医门法律》（1658）、《寓意草》（1643）等书。本条指其《尚论篇》中前4卷论伤寒六经，后4卷将温病等内容摘出为《尚论后篇》。

② 暍：原误作"暘"，当为"暍"，径改，全书同。

伤寒论近言·卷之一

南海何梦瑶报之辑

◎提纲[①]

《经》曰："冬伤于寒。"诚以冬月风寒严厉，最能伤人也。当分直中寒证、传经热证。直中者，因其人平日虚寒，阳气衰微，不能捍卫乎外，寒邪得以直入，深中脏腑，此是阴寒之证。传经者，其人平素壮实，或虽虚而有火，寒邪虽厉，内之阳气足以拒之，深入不能，止伤其外。皮肤受寒，则阴凝之气足以闭固腠理，而本身之阳气不能发泄于外，是以郁而为热。使能为之发散在表之寒邪，则腠理开，郁热泄，可立愈矣。否则热不外泄，势必内攻，而由浅入深，以经脉为传送之道路。盖经脉内系脏腑，外行躯肌，如江河之行于地。然过都越国，必由江河以达，故曰传经。此则所伤者虽为外之风寒，而所病者实以内之郁热也。人身血脉，大者为经，小者为络，更小者

---

① 廖本于《提纲》前加按语："按：报之先生为吾粤名儒，学术行谊详载志乘。惟阮《通志》叙先生医学著述未列《伤寒论近言》，可见当日已鲜流传。嗣闻版毁于火，传本更希。兹从卢朋著君藏本录出，庶先哲微言，不至湮没云尔。南海廖景曾谨识。"

为孙络，以至肉理，皆能传送，然小者不若大者之速。手足各六经，独言足六经，何也？以足经长远，彻上彻下，遍络周身，凡手经所到之处，足经无不到焉，举足经自可该得手经，非病无涉于手经也。盖经络相通，流行无间，断无不入手经之理。又寒之中人，必先皮毛。皮毛者，肺之合也。毛孔一闭，肺气即壅，故有鼻鸣、鼻涕、喘逆等证，麻黄、杏仁，非肺药而何？是肺脏且伤，况肺经耶？且腹满、嗌干，固属脾经见证，然肺经脉下络大肠，还循胃口，上出肺系。肺系即喉管，喉管之口名嗌①。肺经热及肠胃，则腹必满；热及肺系，则嗌必干。是腹满、嗌干，手足太阴皆有之矣。又心主神明，开窍于舌。舌之苔，神之昏，非病及于心乎？且口燥、舌干而渴，谓只肾经证，而无与②于心经，将心经之挟咽者，独不能致口燥、舌干而渴耶？恐不然矣！又烦满囊缩，固肝经见证，然心包络之脉，循胸下膈，则亦未有不烦满者。又小便不利，水尚停于小肠，而未经渗入膀胱者，非小肠病乎？小肠脉会大椎，循颈，则项痛、脊痛，非手足太阳同有之证乎？大椎上连项，下行脊。又泄利、燥结，非大肠病乎？身热、鼻干、不得卧，固胃经病矣。夫所谓身热者，身之前更热也。大肠脉下缺盆，内络肺，还出循胃经而下膈，是亦行身之前也；又交人中，挟鼻孔，则手阳明亦能致身热、鼻干，不从可知乎？又胸胁痛、耳聋，固足少阳病矣，然手少阳之脉，亦入耳中，布膻中，下膈，是耳聋、胸痛，亦手少阳之所宜有者。而但泥定足经，谓与手经无涉，其可乎哉？循衣摸床，岂非手耶？此亦可见。

---

① 嗌：咽喉。

② 与：廖本无此字。

传经之次：一日太阳，二日阳明，三日少阳，四日太阴，五日少阴，六日厥阴。此大概也，或迟或速，日数可以不拘。陶节庵[①]云：或有始终只在一经者，或有止传二三经者，总可不泥。昔人谓：太阳传阳明，名循经传；太阳传少阳，名越经传；太阳传太阴，名误下传，以误下而致也；太阳传少阴，名表里传；太阳传厥阴，名巡经得度传，以二脉会于巅顶，邪从此过度也，亦名首尾传；太阳传膀胱腑，名传本，大抵皆乘其虚而传之。又《活人书》[②]谓：凡邪自背入者，或中太阳，或中少阴；自面入者，则中阳明之类，亦不专主于太阳也[③]。观此则传次诚不可泥矣。但见某经证脉，即治某经，斯为活法。或疑太阳经行身之背，阳明行身之前，少阳行身之侧，则岂有自背传腹，凌越傍[④]侧而飞渡者耶？窃意六经次第，原从其行于躯壳之浅深分。太阳行至浅为第一层，以次至第六层厥阴为最深。太阳第一层发热，非独背也，前后左右周身皆热，而由浅入深。阳明居第二层，少阳居第三层，故先阳明而后少阳耳。程郊倩[⑤]云：六经无非从浅深定部署，以皮肤为太阳所辖，故署之太阳；肌肉为阳明所辖，故署之阳明。所以华佗曰：伤寒一日在皮，二日在肤，三日在肌，四日在胸，五日在腹，六日入胃。只在躯壳间约略分浅深，而

---

①　陶节庵：明代医家陶华，字尚文，号节庵。浙江余杭人，生活于15世纪。撰《伤寒六书》，又名《陶氏伤寒全书》，六卷，包括《伤寒琐言》《伤寒家秘的本》《伤寒杀车捶法》《伤寒一提金》《伤寒证脉药截江网》《伤寒明理续论》。

②　《活人书》：指《类证活人书》。宋代朱肱撰，刊于1108年。初名《无求子伤寒百问》，又名《南阳活人书》。

③　也：廖本无此字。

④　傍：廖本无此字。

⑤　程郊倩：指程应旄，字郊倩。清初医家，新安人。撰《伤寒论后条辨》《医径句测》等书。

并不署六经名色。以上言经受病。夫外为经络，内为脏腑，表里界分，当如阳明分别经腑之法，分出孰为太阳经病，孰为太阳腑病，孰为少阳经病，孰为少阳腑病，孰为太阴经病，孰为太阴脏病，少阴、厥阴，经病、脏病，逐一致详。然邪在阳经，阳初被郁，方勃勃欲溃围而出，尚无向里之势，多有只在经而不入腑者，故《太阳篇》热入膀胱一证，略举而不多。及邪在阴经，已薄于里，邪气内攻，势必连脏，少有止在于经者。故三阴篇经证，亦略举而不多及，盖一则表证多，一则里证多也。至若少阳，则居半表半里，经腑俱病，表里兼见，又无所庸其分别矣。

本经传本腑本脏，宜也。乃诸经之邪，皆得入胃，何也？以胃，土也，万物所归，又居中州，四方辐辏①也。脾亦土而居中，何不入脾？曰：邪走空窍。胃上通咽门，下达二肠，其为空窍大矣，虚则能受也。

太阳在经，可汗而散也；在膀胱腑，可利而泄也。阳明在经，可汗而解也；在胃腑，可下而夺也。在经者，贼在外，开前门以逐之；在腑者，贼入里，开后门以逐之。赖有前后门可开，故易为力也。若至少阳，则去前门已远，而胆又无出入路，则又无后门可开，将如之何？小柴胡一汤，虽名和解，究实商量于前后之去路。既无后户，自应仍走前门，其用柴胡，犹是引邪外出之意；而道远则不能尽出，余热自应当清，又恐郁热久而血液枯，非养阴无以为汗也，故用黄芩、甘草以清热滋阴，而后热解液充，津津然外透而解，此汗而兼清者，故不

---

① 辏：原误作"奏"，廖本同。当作"辏"。

曰发汗，而曰和解也。至于三阴，则去前门愈远矣，而脾肾与肝，又无后户，如何如何？不知前后既不可行，自不得不以邻国为壑。邪走空窍，胃实受之。于是大开众人之后门，而各家之贼，无不可由此以逐也。此《序例》所谓"三阴受病，已入于腑，可下而已"之义乎。按：三阴亦有不入里而从经外解者，必复发热，发热则邪还于表也，详三阴篇。玩《序例》"已入于腑"句，则三阴固有不入腑者。不入于腑，又不还于表，将如之何？则从乎清解而已，亦详三阴篇。

问：风为阳邪，故伤卫阳；寒为阴邪，故伤营阴。然乎？曰：否。风为阳邪，言风为卫分之邪；寒为阴邪，言寒为营分之邪。阳以卫言，阴以营言，非谓风属阳，寒属阴也。冬月风厉寒严，总皆阴气，特有风始寒，不若无风亦寒之冽。《诗》曰："一之日觱发"①，言风寒也。"二之日栗冽"，言气寒也。无风而寒，较有风乃寒为冽。因以伤之在营而深者为寒，在卫而浅者为风耳。要之寒甚之时，无风且寒，况加之以风乎？风寒皆能伤卫，皆能伤营，必强为分别，谓风伤卫而未及于营尚通，谓寒伤营而无与于卫，则卫居营外，未有不由外而能及内者也。

问：风为阳邪，性动，能开腠理，故有汗，故用桂枝止汗；寒，阴邪，性凝闭，故无汗，故用麻黄发汗。然乎？曰：否。以风属阳，寒属阴，其谬前已辨之矣。至其有汗无汗之别，则以伤卫邪浅，腠理虽闭而不固，闭则肌表之气早已郁于中，不固则热蒸之汗时复透于外；伤营邪深，不特闭而且固

---

① 一之日觱发：语出《诗经·国风·豳风·七月》，"一之日觱发，二之日栗烈。"一之日，指周历正月，夏历（今之农历，一称阴历）十一月。以下二之日、三之日，依序类推。觱发，指风寒。栗冽，指寒气。

矣。此有汗、无汗之分也。然有汗、无汗虽殊，而表之受邪均不可不为之解散，特以闭而不固者，无事用麻黄之猛，故去麻黄、加芍药为桂枝之缓解耳。桂枝何尝为止汗之剂乎？即曰止汗，亦在芍药，不在桂枝，桂枝仍为发散之品也。但服汤后，表邪解散，而自汗遂止，此汗以止汗，正如泻以止泻之义。则谓桂枝汤为止汗之剂亦可，然此以中风证桂枝汤言耳。今人不问何证何方，但入桂枝一味于内，谓可止汗，亦可哂矣！

或曰：伤风有汗，热当随汗泄矣，安用治乎？曰：病之轻者，不药而愈，固有之矣。甚则汗之所泄无几，伤风之汗，时有时无，亦不多，不似热入阳明之常自汗淋漓也。热之所郁无穷，安在不治而可愈也？

问：冬月之风，当与寒同属阴邪矣。若春之温风，夏之暑风，非阳邪乎？曰：然。然此当用辛凉，又不当用桂枝之辛热矣。

◎ 内经·热病论①

黄帝问曰：今夫热病者，指传经热证言。皆伤寒之类也。直中、传经，寒热虽殊，要皆外感于寒而病者也。但病名"伤寒"，似单指直中寒证言，而热与寒不同类，恐人疑传经热证，无与于伤寒，故特明之曰"皆伤寒之类"。或愈或死，其死皆以六七日之间，其愈皆以十日以上者，何也②？岐伯对曰：巨阳者，即太阳。诸阳之属也。

---

① 即《黄帝内经·素问·热论篇第三十一》。

② 何也：此后四库本有"不知其解，愿闻其故"8字，或为作者删减。

其脉连于风府，风府，穴名，在脑后发际上一寸，督脉经穴。太阳脉夹督脉而行，交巅络脑，与督脉会于睛明，则必有相连风府之处矣。故为诸阳主气也。犹云为阳明、少阳纲领，此明太阳居表，风寒从此而入。人之伤于寒也，则为病热，经气被表寒所郁而热也。热虽甚不死，以病只在经也。其两感于寒而病者，谓病热也。必不免于死。详下文。

帝曰：愿闻其状。岐伯曰：伤寒一日，巨阳受之，故头项痛，腰脊强。其脉交巅，络脑，下项，循肩，挟脊，抵腰，为风寒所滞，故强痛。二日阳明受之，阳明主肉，其脉挟鼻络于目，故身热目痛①而鼻干，此经病。不得卧也。此腑病，《经》曰：胃不和则卧不安。三日少阳受之，少阳主胆，其脉循胁络于耳，故胸胁痛而耳聋②。四日太阴受之，太阴脉布胃中，络于嗌，故腹满而嗌干。五日少阴受之，少阴脉贯肾，络于肺，系舌本，故口燥舌干而渴。六日厥阴受之，厥阴脉循阴器而络于肝，故烦满而囊缩。以上皆伤寒而病热之证，由表传里，渐次如此，所谓"传经热证"也。三阴三阳，五脏六腑，皆受病，观此可知"传足不传手"之说大谬矣。营③卫不行，五脏不通，则死矣。此应"其死皆以六七日之间"句。

其不两感于寒者，七日巨阳病衰，头痛少愈。八日阳明病衰，身热少愈。九日少阳病衰，耳聋微闻。十日太阴病衰，腹减如故，则思饮食。十一日少阴病衰，渴止不满，舌干已而嚏。少阴脉络肺，肺病得泄，阴阳气得复，故上通而嚏。十二日厥阴

---

① 痛：四库本作"疼"。

② 耳聋：此后四库本有"三阳经络，皆受其病，而未入于脏者，故可汗而已"句。

③ 营：四库本作"荣"。

病衰，囊纵，少腹微下，大气皆去，热气尽除也。病日已矣。此应"其愈皆以十日以上"句。按：诸经证七日后始得递罢，是七日以前，三阴三阳皆病可知也。上言"死"，此言"愈"者，以非两感重证，或病只在经，未及脏腑，故愈耳。所谓或"愈"或"死"，不必如两感之"必死"也。"其不两感"句，犹云其非死证者。

帝曰：治之奈何？岐伯曰：治之各通其脏脉，该腑脉说。病日衰已矣。其未满三日者，可汗而已；其满三日者，可泄而已①。所谓在表宜汗，在里宜下也。

帝曰：其病两感于寒者，其脉应与其病形如何？岐伯曰：两感于寒者，病一日则巨阳与少阴俱病，则头痛太阳。口干而烦满少阴。二日则阳明与太阴俱病，则腹满太阴。身热不欲食，谵语②阳明；三日则少阳与厥阴俱病，则耳聋少阳。囊缩而厥厥阴。水浆不入，不知人，六日死。

帝曰：五脏已伤，六腑不通，营③卫不行，三日之内，已如是矣。如是之后，三日乃死，何也？岐伯曰：阳明者，十二经脉之长也，其血气盛，故不知人，三日三日已不知人，又三日，合六日。其气乃尽，故死矣。言胃气未遽绝，虽病至不知人，而必待气尽乃死也。此亦应"其死当以六七日"句。两感三日遍六经，较六日遍者为速一倍，则其暴可知。然二症者皆推到脏腑受伤乃死，然则病只在经

---

① 可泄而已：此后四库本有"帝曰：热病已愈，时有所遗者，何也？岐伯曰：诸遗者，热甚而强食之，故有所遗也。若此者，皆病已衰而热有所藏，因其谷气相薄，两热相合，故有所遗也。帝曰：善。治遗奈何？岐伯曰：视其虚实，调其逆从，可使必已矣。帝曰：病热当何禁之？岐伯曰：病热少愈，食肉则复，多食则遗，此其禁也"。

② 语：四库本作"言"。

③ 营：四库本作"荣"。

者不死可知矣。但六经俱病，鲜有脏腑不病者，故寻常伤寒，则言或愈或死，两感暴速，则言必死耳。后人不明此义，不分在经在脏，概云两感不救，误矣。再按：两感为倍速之病，则凡势骤而暴者皆可危，不必泥定表里两经齐病之说。读古人书须得其言外之意，毋胶柱而鼓瑟也。

凡病伤寒而成温者，先夏至日为病温，后夏至日为病暑。此叔和《序例》"冬月伤寒，至春夏乃发者名温暑"之粉本也，有辨，见叔和《序例》中。暑当与汗皆出，勿止。言当任汗之自出，不当止之也。盖暑病多汗，暑邪随汗泄，岂可止之而闭邪在里乎？

◎王叔和序例

《阴阳大论》云：春气温和，夏气暑热，秋气清凉，冬气冷冽，此则四时正气之序也。"正气"对下"异气"言，为通篇眼目。冬时严寒，万类深藏，君子固密，则不伤于寒。触冒之者，乃名伤寒耳。其伤于四时之气，皆能为病。以伤寒为毒者，以其最成杀厉之气也。中而即病者，名曰伤寒；不即病者，寒毒藏于肌肤，至春变为温病，至夏变为暑病。暑病热极，重于温也。喻嘉言驳之云：《经》言"冬伤于寒，春必病温"矣，未尝言夏必病暑也。暑自是夏月正病，乌有冬时伏寒，至春不发，至夏始发之理乎？程郊倩则曰：《经》云"冬伤于寒"，"寒"字指肾言。肾于时为冬，于气为寒，冬伤于寒，犹言伤肾也。故又云"冬不藏精，春必病温"，因其人纵欲伤精，阴虚火炎，故至春夏而发为温热之病。叔和错认，以为外伤风寒，谬矣！按：叔和此说，实本《内经·热病论》言"凡病伤寒而成温者，先夏至日为病温，后夏至日为病暑"数句及《温疟论》来。予细玩《热病论》，"伤寒"字未尝确指冬月言，或是说春夏感于风寒，则病名温暑，叔和援据不的，亦未可定。而《温疟论》则明云："温疟得之冬，中于风，寒气藏于骨髓中，至春则^①阳气大发，邪不能自出，因遇大暑，脑髓烁，肌肉消，腠理发泄，或有所用力，邪与汗皆出，此病藏于肾，其气先从内出之外也。"则叔和之说，固有所本，而喻、程二家之弹驳，叔和不任受矣。但予于此，终有疑焉。盖人身元气壮实，邪不能入，邪之所凑，其气必虚。使虚在火而寒耶^②，则寒邪深入骨髓，当为直中矣！岂能安然待至春夏而后发也？使虚在水而热耶，则寒热不同气，势必拒击，安能耦居无猜，历春而至夏也？内藏者为寒邪矣，不识久藏骨肉中，依然不改寒耶？则其发也，仍是寒病，不应变为温热也。如以为随时合而变耶，则沉阴沍寒，忽转温热，正是阳回佳兆，又何病之云也？又不识其发于春夏也，为藏之久而自发，无待于外耶？则《温疟论》固谓"邪不能自出"也。如必待感于温暑之气而后发，则二气自能为病，安知非感温气者自病温，感热气者自病热，而何必种根伏蒂于冬寒也？且春夏之病，必推原于冬，则冬之伤寒，亦当推原于夏秋矣。遥遥华胄，何处寻宗问祖乎？叔和亦云"伤于四时之气，皆能为病"，而又何必为之推原也？春气发动，尚不能出，不识藏之许久，亦有作动时耶？既无明言，则是未尝为害也。及至暑令，随汗而泄，则贼已离家，所为害者，自是暑热之气，于伏寒无涉，夫何关于轻重，而必复为之追论也！窃意《内经》未必出于岐黄，大抵后人穿^③凿附会者多。尽信书，则不如无书，吾欲奉孟子以为断也。

或曰：中蛊毒者，毒重则发速，轻则发迟，以此推之，寒邪遍伤周身，则当时郁热，只伤一处，则郁久乃发可知矣。子何疑之乎？曰：如果久郁成热，则虽不感温暑，亦必自发，而必谓发因温暑，何耶？且春自有温病，夏自有暑病，而必谓种根于冬寒，反将二时正气为病抹煞，亦无谓矣。是

---

① 则：廖本无此字。

② 耶：原作"邪"，据廖本改。

③ 穿：廖本作"次牙"。

以辛苦之人，春夏多温热病，皆由冬时触寒所致，非时行之气也。以上言冬时正气为病，不论当时即病，过时乃病，皆为正气所伤，盖发之时虽不同，而冬伤于寒则同也。凡时行者，春时应暖而反大寒，夏时应热而反太凉，秋时应凉而反大热，冬时应寒而反大温，此非其时而有其气。是以一岁之中，长幼之病多相似者，此则时行之气也。对上正气为病言，此则异气为病也。正气病，惟触冒者乃受之；异气为病，则人率受之矣。夫欲候知四时正气为病，及时行疫气之法，皆当按斗历占之。九月霜降后，宜渐寒，向冬大寒，至正月雨水节后，宜解也。所以谓之雨水者，以冰雪解而为雨水故也。至惊蛰二月节后，气渐和暖，至夏大热，至秋便凉。以上明四时正气如此。从霜降以后，至春分以前，凡有触冒霜露，互风寒言。体中寒即病者，谓之伤寒也。此是冬时正气为病。其冬有非节之暖者，名曰冬温。冬温之毒，与伤寒大异，冬温复有先后，更相重沓，亦有轻重，此是冬时异气为病。为治不同，证如后章。指下文温疟四症。从立春节后，其中无暴，大寒又不冰雪，而有人壮热为病者，此属春时阳气发于外。原文无"外"字，从《准绳》①增入。冬时伏寒，变为温病。此亦正气为病。从春分以后，至秋分节前，天有暴寒者，皆为时行寒疫也。此亦异气为病，就春夏言。三月四月，或有伤寒，其时阳气尚弱，为寒所折，病热犹轻。五月六月，阳气已盛，为寒所折，病热则重。七月八月，阳气已衰，为寒所折，病热亦微。其病与温及暑病

---

① 《准绳》：指《证治准绳》，一名《六科证治准绳》。明代王肯堂撰，刊于1602年，包括《杂病证治准绳》八卷，《杂病证治类方》八卷，《伤寒证治准绳》八卷，《疡医证治准绳》六卷，《幼科证治准绳》九卷，《女科证治准绳》五卷。

相似，但治有殊。此申春夏异气为病，轻重如此，与上冬时异气亦有轻重，为治不同，对锁作章法。十五日得一气，于四时之中，一时有六气，四六名为二十四气也。然气候亦有应至而不至，或有未应至而至者，或有至而太过者，皆成病气也。此又明四时之气虽正，亦有至之迟速不一，与太过不及之别，虽不若冬温夏寒之怪异，而亦足以为病也。但天地动静，阴阳鼓击者，各正一气耳。是以彼春之暖，为夏之暑；彼秋之忿，为冬之怒。言正气之代禅有序有渐也，忿发怒号以风言。是以冬至之①后，一阳爻升，一阴爻降也。夏至之②后，一阳气下，一阴气上也。斯则冬夏二至，阴阳合也。阳极阴生，阴极阳生，二者交代，故曰合。春秋二分，阴阳离也。阳盛阴退，阴盛阳退，故曰离。阴阳交易，人变病焉。交易，犹云错乱。此君子春夏养阳，秋冬养阴，顺天地之刚柔也。小人触冒，必婴暴疹。须知毒烈之气，留在何经，而发何病，详而取之。是以春伤于风，夏必飧泄；夏伤于暑，秋必病疟；秋伤于湿，冬必咳嗽；冬伤于寒，春必病温。此必然之道，可不③审明之？此段应上文"触冒伤寒，毒留肌肤，至春发为温病"一段。伤寒之病，逐日浅深，以施方治。今世人伤寒，或始不早治④，或治不对病，或日数久淹，困乃告医。医人又不依次第而治之，则不中病。皆宜临时消息制方，无不效也。今搜采仲景旧论，录其证候诊脉声色对病真方有神验者，拟防世急也。

又土地温凉，高下不同；物性刚柔，餐居亦异。是故黄帝

---

① 之：廖本作"以"。
② 之：廖本作"以"。
③ 不：廖本作"以"。
④ 或始不早治：廖本作"或治不早"。

兴四方之问，岐伯举四治之能，以训后贤，开其未悟者。临病之工，宜须两审也。此段①明所以采辑《伤寒论》，又示人当更审《内经》所言，以为活法也。

凡伤于寒，则为病热，热虽甚，不死。若两感于寒而病者，必死。

尺寸俱浮者，太阳受病也，当一二日发。以其脉上连风府，故头项痛，腰脊强。

尺寸俱长者，阳明受病也，当二三日发。以其脉挟鼻，络于目，故身热、目痛、鼻干、不得卧。

尺寸俱弦者，少阳受病也，当三四日发。以其脉循胁络于耳，故胸胁痛而耳聋。此三经皆受病，未入于腑者，可汗而已。

尺寸俱沉细者，传经热邪，脉未必细，而举细为言者，细犹为热，则大可知。太阴受病也，当四五日发。以其脉布胃中，络于嗌，故腹满而嗌干。

尺寸俱沉者，少阴受病也，当五六日发。以其脉贯肾，络于肺，系舌本，故口燥舌干而渴。

尺寸俱微缓者，厥阴受病也，当六七日发。以其脉循阴器，络于肝，故烦满而囊缩。此三经皆受病，已入于腑者，可下而已。喻云：入腑、未入腑，少变《内经》入脏原文，甚精。

若两感于寒者，一日太阳受之，即与少阴俱病，则头痛、口干、烦满而渴。二日阳明受之，即与太阴俱病，则腹满身热、不欲食、谵语。三日少阳受之，即与厥阴俱病，则耳聋、囊缩而厥，水浆不入，不知人者，六日死。若三阴三阳、五脏

---

① 段：原误作"叚"，文义不通，当作"段"。

六腑皆受病，则营卫不行，脏腑不通，则死矣。三阴三阳数句，《内经》本就逐日单传者言。叔和移缀两感下，以与"热虽甚不死"句相妨，与"两感必死"句相符也。其不两感于寒，更不传经，"更不"当作"不更"，言不再传也。再传说见《太阳篇》末条。不加异气者，异气谓冬温也。至七日太阳病衰，头痛少愈也。八日阳明病衰，身热少歇也。九日少阳病衰，耳聋微闻也。十日太阴病衰，腹减如故，则思饮食。十一日少阴病衰，渴止，舌干已而嚏也。十二日厥阴病衰，囊纵，少腹微下，大气皆去，病人精神爽慧也。此详伤寒症候，皆《内经》原文参入脉法，亦大概耳，当于论中详求，不可泥。若过十三日以上不间，尺寸陷者，危。病久脉陷，邪盛正衰也。若更感异气，变为他病者，当依旧坏证病而治之。入此节，与上冬温节相应，"更感异气"，谓冬月感寒时兼感非节之冬温也。他病指下温疟四症言。坏症，仲景论中只有两条，亦不立治法，此不知何指。若脉阴阳俱盛，恐即仲景所谓伤寒浮紧。重感于寒者，言冬月伤寒，兼伤冬温，伏藏至春，重感于时行之寒也。变为温疟。阳脉浮滑，阴脉濡弱者，即仲景所谓中风浮缓也。更遇①于风，冬中风，兼感冬温，至春又伤风。变为风温。阳脉洪数，阴脉实大者，冬伤寒而兼感冬温，至春发为热病也。更遇温热，至春发时又感热。变为温毒。温毒为病最重也。阳脉濡弱，阴脉弦紧者，冬伤寒兼冬温，而春发病温也。温为春气，弦为春脉，故扭合为言耳。更遇温气，至春发时，更感于温。变为温疫。按：伏寒变为温暑之说，前已驳正。则温自是春令之病，风温即春温，风木为春气，故又名风温耳。温疟，则温病之往来寒热如疟者，如伤寒之有少阳症也。温毒，亦即温病之甚者。温疫，又

---

① 遇：廖本作"过"。

天行之厉气。皆与冬伤于寒无涉。另有说，附本篇后。以此冬伤于寒，发为温病，脉之变证，方治如法。如法，言应如法也，详下文。

凡人有疾，不时即治，隐忍冀差，以成锢疾。小儿女子，益以滋甚。时气不和，便当早言。寻其邪由，及在腠理，以时治之，罕有不愈者。患人忍之，数日乃说，邪气入脏，则难可制，此为家有患，备虑之要。凡作汤药，不可避晨夜，觉病须臾，即宜便治，不等早晚，则易愈矣。如或差迟，病即传变，虽欲除治，必难为力。服药不如方法，纵意违师，不须治之。浅赘，可删。

凡伤寒之病，多从风寒得之。始表中风寒，入里则不消矣。未有温覆而当不消散者。不在证治，拟欲攻之，犹当先解表，乃可下之。若表已解，而内不消，非大满，内不实也。犹生寒热，表症尚在也。则病不除。若表已解，而内不消，大满大实坚，有燥屎，自可除下之。虽四五日，不能为祸也。若不宜下而便攻之，内虚热入，协热遂利，烦躁诸变，不可胜数，轻者困笃，重者必死矣。

夫阳盛犹言热盛于里也。阴虚，热盛则伤阴液也。汗之则死，下之则愈。阳虚阴盛，表阳虚而风寒之阴邪中之。汗之则愈，下之则死。夫如是，则神丹是当时表药。安可以误发？甘遂当时下药。何可以妄攻？虚盛之治，相背千里，吉凶之机，应若影响，岂容易哉！况桂枝下咽，阳盛则毙；即上"内热盛，汗之则死"之说。承气入胃，阴盛乃亡。即上"热未入里，下之则死"之说。曰"则死""则毙""则亡"，甚言之以垂戒也！死生之要，在乎须臾，视身之尽，不暇计日，此阴阳虚实之交错，其候至微；发汗吐下之相反，其祸至速。而医术浅狭，憒然不知病源，为治乃误，使病者殒殁，自谓其分。至令冤魂塞于冥路，死尸盈于旷野，仁者鉴此，岂不痛欤！

凡两感病俱作，治有先后。表急先解表，里急先攻里也。发表攻里，本自不同，而执迷妄意者，乃云神丹、甘遂，合而饮之，且解其表，又除其里。言巧似是，其理实违。夫智者之①举措也，常审以慎；愚者之动作也，必果而速。安危之变，岂可诡哉！世上之士，但务彼羿习之乐，而莫见此倾危之败，惟明者居然能护其本，近取诸②身，夫何远之有焉？

凡发汗温服汤药，其方虽言日三服，若病剧不解，当促其间，可半日中进三服。若与病相阻，即便有所觉，病重者，一日一夜，当晬时观之。若服一剂，病证犹在，故当复作本汤服之。至有不肯汗出，服三剂乃解。若汗不出者，死病也③。

凡④得时气病，至五六日而渴欲饮水，饮不能多，不当与也。何者？以腹中热尚少，不能消之，便更与人作病也。至七八日⑤，大渴，欲饮水者，犹当依证而与之。与之常令不足，勿极意也。言能饮一斗，与五升。若饮而腹满，小便不利，若喘若哕，不可与之也。忽然大汗出，是为自愈也。

凡得病，反能饮水，此为欲愈之病。其不晓病者，但闻病饮水自愈，小渴者，乃强与饮之，因成其祸，不可复数也。

凡得病，厥脉动数，服汤药更迟，脉浮大减小，初躁后静，此皆愈证也。

---

① 之：廖本无此字。
② 诸：廖本作"之"。
③ 死病：廖本作"病死"。
④ 凡：廖本作"月"。
⑤ 日：廖本作"月"。

凡治温病，可刺五十九穴。又身之穴，三百六十有五，三十六穴，灸之有害，七十九穴，刺之为灾，并中髓也。

凡①脉四损，三日死。平人四息，病人脉一至，名曰四损。

脉五损，一日死。平人五息，病人脉一至，名曰五损。

脉六损，一时死。平人六息，病人脉一至，名曰六损。

脉盛身寒，得之伤寒；脉虚身热，得之伤暑。脉阴阳俱盛，大汗出不解者死；脉阴阳俱虚，热不止者死。脉至乍疏乍数者死。脉至如转索者，其日死。谵言妄语，身微热，脉浮大，手足温者生。逆冷，脉沉细者，不过一日，死矣。此以前是伤寒热病症候也。

◎附论温暑温疫

或问：子以温暑非发于冬时伏寒，是诚春夏外感之证矣，不识所感何邪乎？曰：有二。一为风邪，盖春初风寒料峭，夏月人多贪受风凉，因而生病，此与伤寒异时同理。一为气邪，则感温气而病温，感热气而病热也。感风邪者，但名感冒。此名温暑病，是指感气邪者言。

问：暑气酷烈，感之致病宜也。春温则气本和煦，何能病人？曰：春阳发动，地气升腾，不无秽浊，受其蒸薰，满闷不行，固有因之为病者矣。

问：伤寒恶寒，伤热应恶热，而仲景有温病不恶寒之说，又有中暑恶寒之说，何也？曰：伤热恶热，此温暑之所以不恶

---

① 凡：赵本无此字。

寒也。若汗大出，腠理疏，表虚者不任风寒，故亦有恶之者。然居帷室则又增闷，非若伤寒之恶寒欲得衣被也。温病虽有汗而不多，腠理不甚疏，故不言恶寒。暑病汗多而腠理疏矣，故言恶寒。且当病发之时，又感风寒，固有之矣，其恶寒宜也。

春夏感风邪而病，与冬月伤寒，皆须发表。但冬用辛热，以外热而内未热，因冬时阳气潜伏，未甚发动故也。若春夏则阳气大发，表里俱热，宜用辛凉双解矣。感气①邪而病温暑，亦用辛凉，但凉多辛少，汗多者加敛汗之药为宜。若其人阴虚火炎，因春夏阳气大发而病热，初不因感风寒与温暑之气者，此即《经》所言"冬不藏精，春必病温"，自是内伤一门，只从内治，不关于表也。

外感风寒与外感温暑发热之理同乎？曰：感风寒发热，是外寒郁闭内气为热；感温暑发热，是外气增助内气为热也。然则伤寒解表，是驱外来之寒邪，而内热得泄而解，然必兼助其里，不然则无力托邪，所以不可用辛凉。伤暑解表，是驱外来之热邪，而内热无助乃衰，然必兼清其里，不然则内外固结而不解，所以不可用辛热也。若汗多气泄，所谓大热伤气也，热药固不可用，但须加人参，观白虎之用人参可见。又中暑有内无大热者，以阳大泄于外，故里无热也，其脉必虚，则温热亦可用。

冬伤寒，夏伤暑，春温秋燥，长夏湿，皆当时之气为病也。至若《序例》之所云"冬温夏寒疫"，则非时之气为病也，亦曰天行病。至于瘟疫，则又天行邪气之至毒者，邪多从口鼻吸入，非必有风寒侵其皮肤也。邪入乱正，拂郁烦扰，行

---

① 气：廖本作"风"。

运失常而发为热，热自内出，表证见焉。及其壅盛于外，不能泄越，里复郁炽，内证见焉。所感者至厉之气，则病气亦复至毒，尸气更复秽恶，宜其易于传染也。其所以盛于春夏者，以春夏之气，升浮温热，邪气与之蒸浮，充满弥纶，无处可避也。至若秋冬，凉风一扫，酷除秽涤，不复为患矣。其受病与伤寒不同，伤寒从皮毛入，此从口鼻入也。又与温暑不同①，彼所感者，犹是天地之正气，此所感②者，天地之邪气也。又与冬温夏寒疫不同，彼虽为失令之邪，而不若此之邪而且毒也。喻嘉言云：伤寒邪中外廓，一表即散；瘟疫邪行中道，表之不散。伤寒邪入胃腑，一下可愈；瘟疫邪遍三焦，散漫不收，下之不除。深得瘟疫情状。

◎伤寒论·序

汉长沙太守南阳仲景张机著

余每览越人入虢之诊，望齐侯之色，未尝不慨然叹其才秀也。怪当今居世之士，曾不留神医药，精究方术，上以疗君亲之疾，下以救贫贱之厄，中以保身长全，以养其生。但竞逐荣势，企踵权豪，孜孜汲汲，惟名利是务，崇饰其末，忽弃其本，华其外而悴其内。皮之不存，毛将安附焉？卒然遭邪风之气，婴非常之疾，患及祸至，而方震栗，降志屈节，钦望巫祝，告穷归天，束手受败。赍百年之寿命，持至贵之重器，委付凡医，恣其所措。咄嗟呜呼！厥身以毙，神明消灭，变为异

---

① 伤寒从皮毛入……与温暑不同：廖本无此句。

② 感：廖本作"应"。

物，幽潜重泉，徒为啼泣。痛夫！举世昏迷，莫能觉悟，不惜其命。若是轻生，彼何荣势之云哉？而进不能爱人知人，退不能爱身知己，遇灾值祸，身居厄地，蒙蒙昧昧，蠢若游魂。哀乎！趋世之士，驰竞浮华，不固根本，忘躯徇①物，危若冰谷，至于是也！

余宗族素多，向余二百。建安纪年以来，犹未十稔，其死亡者，三分有二，伤寒十居其七。感往昔之沦丧，伤横夭之莫救，乃勤求古训，博采众方，撰用《素问》《九卷》《八十一难》《阴阳大论》《胎胪药录》，并平脉辨证，为《伤寒杂病论》，合十六卷，虽未能尽愈诸病，庶可以见病知源。若能寻余所集，思过半矣。

夫天布五行以运万物，人禀五行以有五脏，经络腑俞，阴阳会通，玄冥幽微，变化难极。自非才高识妙，岂能探其理致哉？上古有神农、黄帝、岐伯、伯高、雷公、少俞、少师、仲文，中世有长桑、扁鹊，汉有公乘阳庆及仓公，下此以往，未之闻也。观今之医，不念思求经旨，以演其所知；各承家技，终始顺旧；省疾问病，务在口给；相对斯须，便处汤药；按寸不及尺，握手不及足；人迎趺阳，三部不参；动数发息，不满五十；短期未知决诊，九候曾无仿佛；明堂庭阙，尽不见察，所谓窥管而已。夫欲视死别生，实为难矣！

孔子云：生而知之者上也，学则亚之。多闻博识，知之次也。余宿尚方术，请事斯语。

---

① 徇：原误作"狥"，当作"徇"。

伤寒论近言·卷之二

南海何梦瑶报之辑

◎太阳篇

太阳受邪，浅而在表，治宜推之外出，不宜引之内入。发汗解肌，片言可毕。缘人之虚实不同，治之过误不一，则随变救逆，其法不得不详。又有统论证治，本非专属太阳，而叔和混行编入者，此本篇所以多至百余条也，须分别观之。大抵叔和编次仲景《伤寒论》，凡曰"太阳病"者入《太阳篇》，曰"阳明病"者入《阳明篇》，各经仿此。其但曰"伤寒病①"而无可系属者，则凡是阳症皆混入太阳，以太阳为三阳之首，阳明、少阳之病，皆自太阳传来，故系之太阳也。凡是阴症，皆混入厥阴，以厥阴为三阴之终，太阴、少阴之病，皆传至厥阴而极，故系之厥阴也。王金坛论此颇详，见《准绳》。

（一）太阳之为病，脉浮，在表故浮，兼下文浮缓、浮紧言。头项项，后项也。强不柔和也。痛太阳经脉，上额，交巅，络脑，还出

---

① 病：廖本无"病"字。

别下项，连风府，为风寒所滞，故巅、额、脑、后项俱强痛。头痛，三阳俱有之，太阴、少阴则无，厥阴脉与督脉会于巅顶，亦间有头痛，但无身热可辨。又阳明头痛，当额而连目。少阳头痛，多在两角，与太阳有别。**而恶寒。**伤风寒而恶风寒，犹伤酒食而恶酒食也。盖本身之阳气被风寒所郁，不得发越，方欲就温暖以宣通，故恶寒之逼闭。①

此总挈伤风、伤寒两证，下言"太阳病"者，指此脉此证而言也。

（二）**病有发热恶寒者，发于阳也；无热恶寒者，发于阴也。**承上条恶寒来，言必发热之恶寒，乃是阳经阳症；若无热之恶寒，乃直中阴经之阴症。盖阴盛阳衰而恶寒，非阳症也。**发于阳者七日愈，发于阴者六日愈，以阳数七，阴数六也。**阳属火，成数七；阴属水，成数六也。太凿，可不泥。②

（三）**病人身大热，反欲得近衣者，**犹言恶寒。**热在皮肤，寒在骨髓也。**又承上条发热恶寒来，言亦有是阴症者。盖阴盛格阳，外虽热，而内实寒，故恶寒，不可不辨也。更参《少阴篇》第十七条注。**身大寒，反不欲近衣者，寒在皮肤，热在骨髓也。**此热入于内，故外凉，外虽凉，而内实热，故不欲近衣。按：骨髓以内言，包脏腑在内。③

（四）**太阳病，发热，**风寒外束，本身之阳气不能发越，故郁而为热，手足亦温，伤寒则指尖微冷。**汗出，**风寒浅在卫分，闭遏不固，卫分气盛，才郁便发热，热盛寒微，郁热能溃围少泄，故汗出。汗者，热蒸气成水也。**恶风，**或言伤风恶风，伤寒恶寒。恶风者，有风则恶，无风则否。伤寒则有风固恶，无风亦恶。然可不泥。观论中每每互言可见。

---

① 赵本第1条。
② 赵本第7条。"发于阳者……阴数六也"句，赵本作"发于阳，七日愈，发于阴，六日愈，以阳数七，阴数六故也"。
③ 赵本第11条。反欲得近衣者：赵本无"近"字。

脉缓者，缓对紧言，和柔之名，非迟缓也。盖发热脉必数而不迟。热则筋脉纵弛，故脉和缓。**名曰中风。**中风即伤风，伤之浅而在卫分者。[①]

此揭太阳中风脉症，后言"太阳中风"者，指此脉此症言也。

（五）太阳病，或已发热，或未发热，终必热，若不热，则属阴证矣。然未热时，亦必头痛，与阴症无头痛者异，可辨也。寒深入，故发热较中风为迟。**必恶寒体痛，**寒邪深入营分，血气凝滞于经隧中，故全体皆痛，不仅如伤风头项强痛而已。按：此体痛，但拘急而已，若阴毒之体痛，则甚如被杖。**呕逆，**寒外束，毛孔闭，气无从越而上壅使然。句下当补"无汗"二字。**脉阴阳**即尺寸。**俱紧者，**寒邪深入则寒盛，营阴气弱，不能遏郁成热，热少寒多，寒则筋脉收引，故急劲有力，不若伤风之柔缓也。**名曰伤寒。**此伤之深而在营分者。按：风寒皆能伤卫，皆能伤营。以其浅在卫分，热多，名之曰风；深在营分，寒多，名之曰寒耳。不必泥分。说详《提纲》中。[②]

此揭太阳伤寒脉症，后言"太阳伤寒病"者，指此脉此症言也。

此五条，揭太阳脉症，而分别伤风、伤寒也。

（六）太阳病，头痛，发热，汗出，恶风者，桂枝汤主之。[③]

（七）太阳中风，阳浮而阴弱，三菽之重为肺脉，肺主气，卫分也，属阳，卫感风，故浮。六菽之重为心脉，心主血，营分也，属阴，营汗出，故弱。按：弱即缓也，变文言弱者，以热蒸汗出，营不能固也。**阳浮者热自发，**卫阳被郁而发热也。**阴弱者汗自出，**缓为热，热扰营，营不能固，故汗出。**啬啬**不足也。**恶寒，**肌被寒侵，怯而敛也。**淅淅**洒渐也。**恶风，**肌因风洒，疏难御也。**翕翕发热，**煴煴然热也，若

---

① 赵本第2条。名曰：赵本作"名为"。
② 赵本第3条。名曰：赵本作"名为"。
③ 赵本第13条。恶风者：赵本无"者"字。

合羽所覆，热在皮毛间也。鼻鸣伤风有鼻涕，伤寒无鼻涕。干呕者，气不外越则上壅，故鼻塞而有声。呕，缘气上逆，非有物停阻。故干呕而无所出。桂枝汤主之。①

（八）太阳病，发热，汗出者，此为营弱卫强，强，谓邪气实。故使汗出。欲救邪风者，宜桂枝汤主之。此互上条。②

（九）病人脏无他病，里和能食，二便如常也。时发热，自汗出而不愈者，此为卫气不和也。邪居之，故不和。先其时发汗则愈，桂枝汤主之。"先其时"三字疑衍。喻嘉言曰：时发热者，有时热，有时不热也，故先其时发汗。程郊倩谓：中风发热无止息时。此条是言杂病。虽无风邪，而卫既不和，亦可用此汤和之也。按：程说谬甚！无表邪岂有用桂枝之理？观第四二条，则热固有或作或止者，盖症之轻者也。③

（十）病常自汗出者，此为营气和，营无寒侵，只有热扰，然汗常出，则热亦泄，故曰和。恐人误认营弱为阴虚，故此明之。营气和者，外不谐，以卫气不共营气和谐故耳。言病自在卫，与营无干也。以营行脉中，言无寒邪。卫行脉外，言有寒邪。复发其汗，汗常出而寒邪仍不全解，盖未得药力之故。此热蒸之汗，非表解之汗也。故须复发其汗。营卫和则愈，宜桂枝汤。今人动云桂枝调和营卫，而不达其义。不知在中风症为散卫邪以泄营热，伤寒症则为佐麻黄以散营寒。盖营血为寒所凝，不能与卫气相通。桂入血分，行营，枝如经络之分布，

---

① 赵本第12条。

② 赵本第95条。营：赵本作"荣"。宜桂枝汤主之：赵本无"主之"二字。

③ 赵本第54条。二便如常也：廖本无"二"字。此为卫气不和也：赵本无"为"字。桂枝汤主之：赵本作"宜桂枝汤"。

故入经络，温散其寒以通气血。若血热而非由外感，谬妄用之，误矣！①

（十一）太阳病，外症未解，脉浮弱者，宜以汗解，宜桂枝汤。②

以上六条言桂枝为伤风主方，下三条言麻黄为伤寒主方。

（十二）桂枝本为解肌，言桂枝本为解肌轻剂，不胜发汗之任，盖止宜于伤风也。若其人脉浮紧，发热汗不出者，是伤寒。不可与也。言当用麻黄重剂发汗也。当须识此，勿令误也。剂轻则汗不出，而辛热之性反以助热，故须用重剂发之，庶邪泄而热不留耳。③

（十三）太阳病，头痛，发热，身疼，腰痛，骨节疼痛，恶风，兼恶寒言。无汗寒邪闭固，故无汗。而喘者，麻黄汤主之。中风止伤皮毛，未及血脉，故无身腰骨节疼痛。④

（十四）脉浮者，病在表，初起邪未甚，故但浮不紧。可发汗，宜麻黄汤。脉浮而数者，伤寒久热盛，故紧变为数。可发汗，宜麻黄汤。⑤

此九条论麻、桂为太阳解表之主治也。然有不可概施者，详于下。

（十五）酒客不可与桂枝汤，得汤则呕，以酒客不喜甘故

---

① 赵本第53条。本条中之"营"，赵本均作"荣"。和谐：赵本作"谐和"。

② 赵本第42条。症：赵本作"证"。宜：赵本作"当"。

③ 赵本第16条节录。不可与也：赵本作"不可与之也"。当：赵本作"常"。赵本第16条全文为："太阳病三日，已发汗，若吐，若下，若温针，仍不解者，此为坏病，桂枝不中与之也。观其脉证，知犯何逆，随证治之。桂枝本为解肌，若其人脉浮紧，发热汗不出者，不可与之也。常须识此，勿令误也。"

④ 赵本第35条。

⑤ 赵本第51、52条。

也。湿热素盛，才挟外感，必增满逆。当用辛凉撤热，辛苦消满。①

（十六）凡服桂枝汤吐者，其后必吐脓血也。亦湿热素盛，故不纳，吐则热愈淫溢于上焦，蒸为败浊，故吐脓血。②

（十七）衄家不可发汗，汗出必额上陷，脉指额角上陷中之脉。紧急，血枯则筋脉急。目直视不能眴，同瞬，目睛转动也。不得眠。诸脉系于目，脉急则目直视而不能转动。不得眠，阴虚不得寐也。当参本篇七十、七一两条。③

（十八）亡血家不可发汗，发汗则战栗而寒。阴亡阳无偶，亦从汗脱也。④

（十九）疮家虽身疼痛，言虽伤寒而见身体痛症。不可发汗，汗出则痉。惯生疮之人，血为热灼而虚，且或溃败消耗，更汗以竭之，则筋脉失所养而痉。⑤

（二十）淋家不可发汗，发汗则便血。热蓄膀胱，肾水必乏，更汗以竭之，无水应热之逼，则必逼及于血矣。⑥

（廿一）咽喉干燥者，不可发汗。上焦津乏。⑦

（廿二）汗家重发汗，必恍惚心乱，汗为心液，平素多汗，更发之，则血枯，心失所养而神乱，必恍惚怔忡不宁。小便已阴疼，心与小肠为表里，心液虚则小便亦竭，故淋沥茎痛。一说阴，宗筋也，液去则

①　赵本第17条。酒客：赵本作"若酒客"。汤：赵本作"之"。

②　赵本第19条。

③　赵本第86条。紧急：赵本作"急紧"。目：赵本无该字。

④　赵本第87条。寒：赵本作"振"。

⑤　赵本第85条。痉：赵本作"痓"。

⑥　赵本第84条。则：赵本作"必"。

⑦　赵本第83条。

失养，故疼。此于"已"字之义为贴切。与禹余粮丸。方缺。①

（廿三）脉浮紧者，法当身疼痛，宜以汗解之。假令尺中脉迟者，迟即弱涩之意，若作迟数之迟，则六脉一体，无尺独迟之理。不可发汗。何以知之然，以营气不足，血少故也。②

（廿四）脉浮数者，法当汗出而愈。若下之，身重心悸者，气虚不运，故重；血虚不安，故悸。悸者，心虚惕惕然不自安也。又有因水停者，火为水逼，不安而动，见廿七条。不可发汗，当自汗出而解。既属虚证，纵表未解，亦不可发汗。所以然者，尺中脉微，此句互上心悸血虚，肾水竭也。此里虚，须表里实，津液自和，便自汗出愈。当用小建中。③

此十条，皆不可汗者也。凡汗之不当，致变多端，详于下。

（廿五）发汗后，水药不得入口为逆。若更发汗，必吐下不止。此因发汗亡阳，中寒，故不特不能饮水，即药亦拒。若更汗，则阳益外越，中益虚寒，而上吐下利矣。④

（廿六）病人里有寒，复发汗，胃中冷，必吐蛔。详《厥阴篇》第五条。⑤

（廿七）太阳病，发汗，汗出不解，其人仍发热，似宜再汗。心下悸，头眩，眩，眩运，非玄而见玄，眼黑而头旋也。乃其人肾

---

① 赵本第88条。

② 赵本第50条。假令尺中脉迟者：赵本无"脉"字。何以知之然：赵本无"之"字。营：赵本作"荣"。

③ 赵本第49条。而：赵本作"乃"。

④ 赵本第76条节录。赵本第76条全文为："发汗后，水药不得入口为逆。若更发汗，必吐下不止。发汗吐下后，虚烦不得眠，若剧者，必反复颠倒，心中懊憹，栀子豉汤主之。若少气者，栀子甘草豉汤主之。若呕者，栀子生姜豉汤主之。"

⑤ 赵本第89条。里：赵本无该字。

寒，阳虚，汗之太过，不特虚其上中之阳，即下焦真阳亦越，肾寒挟水上凌则心悸，虚阳上冒则头眩。**身瞤动**，阳虚则不能温筋肉，筋肉寒则抽引而动。**振振欲擗地者**，振振，战摇也。擗地，未详。**真武汤主之。**姜、附温肾回阳，茯苓降水气之逆，使从小便出。观汤注云"若小便利，去茯苓"，可见茯苓以治小便不利也。又因姜、附走而不守，故用芍药敛之，使入阴分。①

（廿八）太阳病发汗，遂漏不止，其人恶风，表疏复加风袭故也。小便难，津液外泄而不下渗，兼肺气外脱，而膀胱之化不行。四肢微急，难以屈伸者，无阳以温四肢，则劲急而不柔。**桂枝加附子汤主之。**温中而兼实表。②

（廿九）发汗病不解，反恶寒者，虚故也，发汗则表解，应不恶寒。今恶寒，则阳虚可知。病不解，言表病虽解，而营卫俱弱，不得愈也。**芍药甘草附子汤主之。**③

（三十）发汗后身疼痛，阳亡血虚，阴凝不运，故痛也。脉沉迟者，以此知身疼为血虚而寒，若浮紧则身痛为邪实矣。**桂枝汤加芍药、生姜各一两，人参三两，名新加汤主之。**④

（卅一）发汗过多，其人叉手自冒心，心下悸，欲得按者，阳虚而心惕惕然不能自守，按则定，不按则不定也。**桂枝甘草汤主之。**⑤

（卅二）未持脉时，病人叉手自冒心，师因教试令咳，而不咳者，此必两耳聋，无闻也。开后人馠⑥取之门。所以然者，以

---

① 赵本第82条。
② 赵本第20条。
③ 赵本第68条。
④ 赵本第62条。
⑤ 赵本第64条。
⑥ 馠：古通"舔"。

重发汗，虚故如此。①

（卅三）发汗后，脐下悸，欲作奔豚者，心阳大泄，则肾中寒水上攻。茯苓桂枝甘草大枣汤主之。参看第百廿五条。②

（卅四）发汗后，腹胀满者，阳泄中寒，阴凝不运。厚朴生姜甘草半夏人参汤主之。③

（卅五）病人脉数，数为热，当消谷引食，内热则脾胃健运，故能消谷。然大热而（月真）胀结实，则又不能食，不可不知。食反吐者，胃寒也。然热甚格拒亦吐，但热格者随食随吐，寒者食后乃吐耳。此以发汗，令阳气微，膈气虚，脉乃数也，内寒逼热于外，阳浮而动，故数。数为客热，寒在内为主，热在外为客。不能消谷，以胃中虚冷故也。④

（卅六）伤寒脉浮，自汗出，表邪。小便数，即清利意，其无里热可知。心烦，阴逼阳浮，故烦。微恶寒，脚挛急，下寒筋脉收引。反与桂枝汤，欲攻其表，此误也，得之便厥。阳随汗泄，故手足冷。咽中干，汗出津液虚也。烦躁，虚阳上浮，吐逆者，阴邪上逆。作甘草干姜汤与之，以复其阳。若厥愈足温者，更作芍药甘草汤与之，其脚即伸。用芍药甘草汤，喻云：虑前汤辛热伤阴，足挛转锢，故用此以和阴。愚谓足挛以寒，用热正当，何至即便燥血。程云：非为复阴起见，乃继干姜甘草汤而引阳气入阴也。亦属强解，当阙疑。

---

① 赵本第75条节录。赵本第75条于"以重发汗，虚故如此"后有"发汗后，饮水多必喘，以水灌之亦喘"句。即乐本（百七）条。

② 赵本第65条。脐下悸，欲作奔豚者：赵本作"其人脐下悸者，欲作奔豚"。

③ 赵本第66条。

④ 赵本第122条。食反吐者：赵本作"而反吐者"。故也：赵本作"故吐也"。

若胃气不和，谵语者，少与调胃承气汤。汗出小便数，胃干，故便结。虚阳上浮，故谵语。虽非实热症，而在用热剂回阳之后，则亦不妨少与承气也。若重发汗，复加烧针者，用桂枝已误，何堪更误，阳亡益甚矣！四逆汤主之。①

问曰：证象阳旦，此设问答以伸上义。阳旦，成②注谓是桂枝别名。喻云：非也，仲景有阳旦、阴旦二汤。阳旦者，如天日晴暖，及春夏温热之谓。阴旦者，风雨晦冥，及秋冬寒凉之谓。只一桂枝汤，遇时令寒凉，则增桂名阴旦汤；遇时令温热，则加黄芩名阳旦汤。后世失传，因谓桂枝不宜于春夏，皆不知此义耳。按：《活人书》有阳旦汤，喻氏之说似可从。按法治之喻云，即桂枝加黄芩也。而增剧，厥逆，咽中干，两胫拘急而谵语。胫急，原症也，其余增症也。总叙以起下文，非谓胫急为误治增剧也。师言夜半手足当温，两脚当伸，后如师言，何以知之？答曰：寸口脉浮而大，浮则为风，条首言伤寒脉浮，此言浮则为风，可见风寒原可通言矣。大则为虚，风则生微热，虚则两胫挛，阳虚不温下部，故收引也。病症象桂枝③，此句明误用桂枝之故。因加附子参其间，增桂令汗出，附子温经，亡阳故也。喻云：桂枝增桂，名阴旦汤。盖前用阳旦而误，故用阴旦救之，而且加附子，所以挽黄芩之失也。愚按：前文既云不可攻表，何故又令汗出？岂有附子可恃，不畏重亡其阳乎？且前言作甘草干姜汤，未尝言作阴旦加附子也。窃意"因加"当作"应加"，言此症虽象桂枝，但里寒不可徒攻其表，宜加附、桂以温中，庶汗出而阳不亡耳。厥逆咽干④，烦躁，阳明

---

① 赵本第29条。反与桂枝汤：赵本作"反与桂枝"。
② 成：成无己，金代医学家。聊摄（今山东聊城西）人。著《注解伤寒论》《伤寒明理论》《伤寒论方》。
③ 病症象桂枝：赵本作"病形象桂枝"。
④ 厥逆咽干：赵本作"厥逆咽中干"。

内结，谵语，此六字，应移在下文"尔乃胫伸"句下，趄笔①总叙于此耳。烦乱，更饮甘草干姜汤。大意谓本应用桂枝加附、桂，而反用阳旦，故见厥逆、咽干、烦躁，则当饮甘草干姜汤以回其阳也。夜半阳气还，两足当热，胫尚微拘急，重与芍药甘草汤，尔乃胫伸，以承气汤微溏，则止其谵语，故知病可愈。②

此数条皆汗之或过或误而不当者也，致变不一。而详于亡阳者，盖人但知辛热之汗剂能亡液，而不知其能亡阳也，故详举以示戒耳。不当汗而汗，致变如是，则遇不可汗之人，当急其里而后其表矣，详如下。

（卅七）病发热头痛，脉反沉，太阳应浮而反沉者，由内阳虚寒，不能外托，故沉而不鼓也。或疑发热既为阳郁，则其人有火可知，何故又内寒？曰：内虽寒，而肌表之阳固在，所以能发热也。若并表阳俱无，则当为直中矣。原文"脉反沉"下，有"若不差"三字，无谓，故删之。身体疼痛，当温其里，宜四逆汤。此当与《少阴篇》第卅九条参看。③

（卅八）伤寒二三日，心中悸而烦者，由其人阴虚而阳动欲越，故心跳动而虚烦不安，大抵先烦后悸是热，先悸后烦是寒。小建中汤主之。即桂枝汤倍芍药加饴糖也，邪在太阳，宜表，但恐阴虚阳越，故加饴糖以补脾阴，而倍芍药以收之。呕家不可与建中汤，以甜故也。即酒客不可与桂枝之意。④

---

① 趄，同"趁"。趄笔，谓不假思索地随意书写。
② 赵本第30条。
③ 赵本第92条。身体疼痛，当温其里：赵本作"若不差，身体疼痛，当救其里"。
④ 赵本第102条。大抵先烦后悸是热："大"，乐本误作"太"，当作"大"。呕家不可与建中汤，以甜故也：赵本第102条无此句。参见赵本第17条："若酒客病，不可与桂枝汤，得之则呕，以酒客不喜甘故也。"

（卅九）伤寒脉结代，心动悸者，心主血液，血液素虚之人，心为热乘，则动悸，而脉不能接续。炙甘草汤主之。与上用建中同，而此之心动悸而加以脉结代，则血虚极矣。故于滋阴清热品中加人参，阳生阴长之义也。脉按之来缓，而时一止复来者，名曰结。邪气结滞。详《辨脉》。又脉来动而中止，血虚气欲越，故动。血气俱虚，不能接续，故中止。更来小数，止而更来，加以小数，则动而欲越益甚。中有还者，即中止更来也。反动，即加数也，然恐无此重叠文法，且"反"字亦无谓，疑有错误。名曰结，阴也。阳根于阴，阳动欲越，由阴虚无依，其结实由阴虚来，故曰结阴。脉来动而中止，不能自还，止而即来，曰还，止而久不来，曰不能自还。因而复动，久之又动也，若竟不动，则为脉绝，不名代矣。名曰代，阴也，结者，但结滞耳，随即复还，言还其本来面目也。此久而后动，有如前之脉已失，而今此之动者，若别有更替者然，故名曰代也。得此脉者，为难治。①

此三条，论里虚者当急顾其里，而不可用汗剂发表可知，则麻、桂虽太阳主方，而用之正不可轻易矣。故即壮实之人，一汗再汗，亦自无妨者，苟邪稍衰，便从缓解，无非防其太过，有伤正气耳，详于下。

（四十）伤寒，发汗解，半日许复烦，烦为欲解之候，详第百四二条。此解非尽解，得汗而略可耳。至此则热欲尽出，而郁勃于肌表间，故烦躁而不宁。脉浮数者，数而见浮，动而向外可知。可更发汗，宜桂枝汤。则不宜麻黄之大发可知。②

（四一）服桂枝汤，大汗出，宜解矣。脉洪大者，则邪犹在

---

① 赵本第177、178条。心动悸者：赵本无"者"字。得此脉者，为难治：赵本作"得此脉者必难治"。
② 赵本第57条。发汗解：赵本作"发汗已解"。

也，此即上条解而复烦，脉浮数之变文。问：大汗而不解，何故？曰：发之太猛则药力直透于皮毛之表，而肤腠间之邪未尽出，正如雨之细而徐者能入土，大而骤者反不透也。与桂枝汤如前法，若形如疟，日再发者，汗出必解，此与"脉洪大"对讲，言若服桂枝后，脉不洪大，而但寒热如疟也。盖得大汗后，虽风寒未散，郁热未泄，然其邪已衰，故不如从前之恶寒发热，日夜无歇，而惟一日再发也。寒热两衰，惟视其胜负为进退，寒胜则热退入里而寒，热胜则热出在表而热，故如疟也。宜桂枝二麻黄一汤。余邪无几，故用轻剂。①

（四二）太阳病得之八九日，如疟状，发热恶寒，一日二三度发，即上条症，邪衰故或作或止，与少阳之往来寒热不同。此句旧在"欲自可"下，今移此。热多寒少，则风寒欲散，热欲外解矣。其人不呕，清便欲自可，热不入里可知。脉微缓者，微为正虚，缓为邪退，脉不数大，将解，故和缓也。为欲愈也，脉微而恶寒者，则寒多热少可知，是为阳微不能托邪。此阴阳俱虚，阴阳即表里。不可更发汗、汗则表阳益虚。更下、更吐也，吐下则里阳益虚，宜养阳以胜邪耳。面色反有热色者，则阳已外达而欲解矣。未欲解也，但为表邪所郁，故又未得解。以其不能得小汗出，曰小汗，则不用大汗可知。身必痒，阳既已出至肌表，进退之间，骚动故痒。宜桂枝麻黄各半汤。比上方更轻。此条分四节看，首节是现在之证，下文乃拟病防变之辞。②

此三条，见邪未服则再汗，邪已衰则小汗，示人以不可过也。又麻、桂皆热药，以邪在表，未入里，故辛热可用，所谓发表不远热也。若热及于里，而内外皆热，则宜用大青龙双

---

① 赵本第25条。若形如疟：赵本作"若形似疟"。

② 赵本第23条。一日二三度发：赵本此句接于"清便欲自可"后。

解，热全入里，则宜用白虎独清其里矣，详于下。

（四三）太阳中风，脉浮紧，伤寒脉。发热恶寒，身疼痛，不汗出，身疼无汗，伤寒症。而烦躁者，大青龙汤主之。成氏谓中风而见伤寒脉症是风寒两伤，用桂枝治风则遗寒，麻黄治寒则遗风，故用大青龙兼治之。愚谓脉与症既属伤寒，将以何者为伤风之据耶？或谓不汗出，与无汗有别，盖不汗出，是微有汗而不得出，非若伤寒之全无汗也，故知为伤风。其说牵强。或又谓中风指初感言，"脉浮紧"以下，指续感言，言初时原是中风，脉缓汗出，后又伤寒，而变为脉紧无汗也。其说可通，然均于理无当，何者？麻、桂二方，均为发汗之剂，而有轻重不同，桂枝虽不能兼麻黄，而麻黄则可兼桂枝，重可该轻也。谓用桂枝遗寒是矣，谓用麻黄遗风，有是理乎？成氏意以大青龙为麻、桂合剂，故有此说。不知桂枝、甘草二味，麻、桂二方所同。其异者，一加芍药、甘草为轻剂，一加麻黄、杏仁为重剂耳。大青龙全用麻黄汤中药味，麻黄且加一倍，虽于桂枝汤采用姜、枣，而芍药则又删去，是其发散之力，比麻黄汤尤重可知。轻则非重，重则非轻，而曰轻重并用，可乎？大抵此本伤寒症，而冠以中风者，或传写之误，或仲景以风寒虽有微甚之分，要皆阴邪，可分说，亦可互言，原未尝板泥，均未可定。脉症既属伤寒，仍当用麻黄。因多烦躁一症，知其寒邪深锢，郁热特甚，已及于里，非猛发不可，非清解不能，故倍麻黄而加石膏，表里双解耳。生姜亦助发散，取生姜则不取芍药，而去芍药则又虑发散太过，中气易虚，故又取大枣，立方之意如此。烦躁二字，有以微甚分者，躁甚于烦也，有以内外分者，心烦而体躁扰也。旧谓风为阳邪，烦属之；寒为阴邪，躁属之。不知冬月无风且寒，况有风乎？总属寒厉，何阴阳之可分也。若脉微弱，汗出恶风者，不可服，服之则厥逆，筋惕惕，惕然而跳也。肉瞤，瞤，瞤然而动也。本有汗而复大发其汗，汗多则亡阳，故手足厥冷，津液枯少，不能荣养筋肉，故惕瞤。大青龙汤主之。句误，喻氏谓"当用真武汤"。①

（四四）形作伤寒，外症具矣。其脉不弦紧而弱，弱，柔缓之谓，与上条"浮紧"异，即浮缓也。《内经》以缓为热脉，热则筋脉迟缓也，然必带数。《金鉴》②谓三"弱"字皆当作"数"，亦是。弱者必渴，热入里矣。被火者必谵语，内热益甚。弱者发热，脉浮，解之当汗出愈。虽不言大青龙，而亦应表里双解可知。③

（四五）太阳病，发热恶寒，热多寒少，则热必内及矣。脉微弱者，此无阳也，喻言仲景每言无阳，盖即亡津液之谓。按：津液被热耗，故脉微弱也。不可更汗，言不可用麻、桂单表之剂，以重竭其液也。按：此三句，必错简，应删。宜桂枝二越婢一汤。亦大青龙双解之法。④

此三条，热及于里，而用大青龙辈双解表里之法。

（四六）伤寒腹满，谵语，寸口脉浮而紧，表脉何以见腹满、谵语之内证？此肝乘脾也，由肝火自盛于内，则脾胃满结而谵语。名曰纵，木克土，其事顺而直，故曰纵。刺期门。肝之慕也，以泻肝热。按：此条可用桂枝加大黄汤。⑤

（四七）伤寒发热，啬啬恶寒，大渴欲饮水，其腹必满，

---

① 赵本第38条。筋惕肉瞤：赵本后接"此为逆也"四字。

② 《金鉴》：《医宗金鉴》，是清乾隆年间由政府组织编写的大型医学丛书。吴谦等主编。刊于1742年。全书内容有：《订正仲景全书伤寒论注》《金匮要略注》《四诊心法要诀》《运气要诀》《伤寒心法要诀》《杂病心法要诀》《妇科心法要诀》《幼科杂病心法要诀》《痘疹心法要诀》《种痘心法要旨》《外科心法要诀》《眼科心法要诀》《刺灸心法要诀》《正骨心法要旨》。

③ 赵本第113条。

④ 赵本第27条。不可更汗：赵本作"不可发汗"。

⑤ 赵本第108条。

此肝乘肺也，肝火乘肺，肺气不布，津液不生，小水不利也，所谓水由气化。名曰横，木侮金，其事逆，故名曰横。刺期门，自汗出，自汗三句，旧在"此肝"上，今移此。小便利，其病欲解。按：此条可用小青龙、十枣等汤。又按：此条火乘肺金，即不兼外感，亦有发热恶寒者，盖肺主皮毛，肺热则皮毛亦热，火欲外达，不欲寒遏，故亦洒淅恶寒也。①

此二条，亦外证而兼内热者，上既示以双解之法，此并示以刺法也。

（四八）服桂枝汤，大汗出后，大烦渴不解，津液外泄，故内躁渴。脉洪大者，白虎人参汤主之。清热生津。②

（四九）伤寒脉浮滑，此表有热，此内热所达。里有热，原文"里有寒"，今从《金鉴》改正。白虎汤主之。程云：观《厥阴篇》，脉滑而厥者，里有热也，白虎汤主之。可见"里有寒"，当做"里有热"为是。浮，热在经，表也。滑，热在腑，里也。③

（五十）伤寒脉浮，发热，无汗，表不解者，不可与白虎汤。渴欲饮水，无表证者，白虎加人参汤主之。明白虎汤非表剂。加参以生津也。④

（五一）伤寒无大热，外无大热，热归里矣。口燥渴，心烦，胃热可知。背微恶寒者，似乎表邪未罢。然背为至阴之地，汗出腠疏，故微恶寒，不当牵泥。白虎加人参汤主之。⑤

---

① 赵本第109条。赵本作："伤寒发热，啬啬恶寒，大渴欲饮水，其腹必满，自汗出，小便利，其病欲解。此肝乘肺也，名曰横，刺期门。"
② 赵本第26条。
③ 赵本第176条。此表有热，里有热：赵本作"此以表有热，里有寒"。
④ 赵本第170条。
⑤ 赵本第169条。

（五二）伤寒病，若吐、若下后，句上当有"若汗"字。七八日不解，似表尚在。热结在里，表里俱热，不知乃里热外蒸而表里俱热耳。时时恶风，白虎症必汗多，表疏故恶风。大渴，舌上干燥而烦，欲饮水数升者，白虎加人参汤主之。按：表在不可用白虎者，恐热未入里，而徒寒其中，不能托邪。即热已入里，而白虎止能内清，不能外解也。然虽不能外解，而内热亦借之而清，与吐下之反引热内入者不同，故里热盛而表尚未净尽者，亦无妨用之，但须略加表药耳。若夫表热非由外邪而由内蒸，则正当用此以捣其巢穴，里热既散，表热自无所恋，随当化汗以出耳。若表热盛而里热微，则当用青龙。①

此五条，热全入里而用白虎独清其内之法。热全入里，应隶阳明，此叔和混入，已详篇首。今亦仍之者，以仲景原是六经互发，言表必兼里，言里必兼表，彼此互见，无害于理也。

（五三）伤寒胸中有热，胃中有邪气，寒邪。腹中痛，寒故痛。欲呕吐者，热故呕。黄连汤主之。②

此亦热全入里不兼表者，但其人平素胃中虚寒，上焦阳分虽郁热，而中焦之寒不改，阴阳不交，故用此汤而不用白虎也。

以上或发表以治其外，或清里以治其内，或双解以治其内外，皆所以除热也。热邪本无形之气，若郁结不散，则为有形之病，故有蓄水、衄血、蓄血等症。盖卫分之热，郁而成水，不汗则蓄；营分之热，郁而动血，不衄则蓄也。详于下。

（五四）中风发热，六七日不解而烦，邪入膀胱，水蓄不行，下不通则上不畅，故烦闷。有表里证，表指太阳经，里指膀胱腑。渴

---

① 赵本第168条。
② 赵本第173条。

欲饮水，水蓄则气化不行，不能生津，故渴，详《医碥》①。水入则吐者，名曰水逆，里水方蓄，故拒外水也。五苓散主之。按：利寒水用五苓，利热湿应用四苓，缘表邪未解，不可去桂，然桂当用枝乃是。湿去则腑热自泄。此条不言小便不利者，省文也。②

（五五）若脉浮，表未解。小便不利，微热，热入里，故外热不甚。消渴者，与五苓散主之。上条渴不能饮，水盛也；此条消渴，热盛也。然多饮而小便不利，岂能尽消？故五苓亦必用矣。③

（五六）发汗已，脉浮数，烦渴者，五苓散主之。不言小便不利，省文也，下条同。④

（五七）伤寒汗出而渴者，五苓散主之。渴为阳水，湿热上浮也。不渴者，茯苓甘草汤主之。不渴为阴水。⑤

以上四条相互，当参观之，皆表未解而传膀胱者，故桂枝必用。

（五八）太阳病发汗后，大汗出，胃中干，燥不得眠，欲得饮水者，汗多亡液之故，此表解而内燥也。少少与之，令胃气和则愈。此因上文渴欲饮水，故立此法，与五苓无涉。⑥

（五九）太阳病，小便利者，以饮水多，必心下悸，便利则饮水虽多，止逼心火而悸，然徐徐渗泄，自无水蓄之患。小便少者，必苦里急也。水蓄故急。⑦

---

① 《医碥》，清代何梦瑶撰。刊于1751年。碥，是上马车的踏脚石。何氏借碥石喻为习医之阶梯，故以《医碥》为书名。

② 赵本第74条。

③ 赵本第71条节录。当与乐本（五八）条合看。

④ 赵本第72条。

⑤ 赵本第73条。

⑥ 赵本第71条节录。当与乐本（五五）条合看。燥不得眠：赵本作"烦躁不得眠"。

⑦ 赵本第127条。

（六十）病在阳，应以汗解之，反以冷水噀之，若灌之，其热被却，热欲外解，为水寒所遏抑也。不得去，不得外出。弥更益烦，热入故烦。肉上粟起，汗孔为水寒所闭，气不得泄而怒，故肉上起粒如粟。意欲饮水，似渴。反不渴者，欲饮不饮，实非渴也。由水气客于皮毛传入于肺，结为痰饮阻其气化，津液不生，故渴。而水饮在胸，必拒外水，上焦尚润，故似渴而反不渴，欲饮而反不饮也。服文蛤散，文蛤咸寒，可清热解烦。若不差者，是水气由太阳经入膀胱腑也。与五苓散，以导内蓄之水，兼散表寒也。盖文蛤不过先治其弥甚之烦热，而无解表之能，又无导水之力，故必用五苓乃差耳。寒实结胸，若水不下蓄而上停，被热熬成痰饮，结于胸间，竟成有形之实邪，所谓实结也。谓之寒者，以水性本寒，故名之耳，非真寒也。无热证，外无热也，热尽入内矣。与三物小陷胸汤，以泄热散结。白散亦可服。热结甚则用小陷胸汤，热微而结饮多，则用此之辛温以开结而下水。①

（六一）太阳中风，下利呕逆，表邪郁住里水，上乘则呕，下注则利。表解者乃可攻之。恐邪内陷。其人漐漐汗出，头痛，"头痛"，旧在"有时"下，今移此。发作有时，此是水气上攻之痛，故发作有时，不若表邪之痛无休息。心下痞硬满，引胁下痛，干呕，水逼热浮，所呕者热而不及水。短气，水邪壅气上喘。短气实非喘，而《论》每以喘为短气，盖二者相似，故借名之耳。汗出不恶寒者，汗出犹未定为表解，以水气外蒸，亦有汗也，不恶寒，则真解矣。此表里未和也，十枣汤主之。②

（六二）伤寒表不解，心下有水气，不解则里气郁蒸成水，故

---

① 赵本第141条。噀：赵本作"潠"。却：赵本作"劫"。
② 赵本第152条。头痛，发作有时：赵本作"发作有时，头痛"。此表里未和也：赵本作"此表解里未和也"。

伤寒常有水症，不必由饮水也。干呕发热，表未解。而咳，水乘肺也。或渴，水停则气不化，津不生，故渴。或利，下渗也。或噎，呃逆也，水闭其气，闭久一通，上冲有声。或小便不利，腹满或喘，小青龙汤主之。①

（六三）伤寒，心下有水气，咳而微喘，发热不渴，上条言渴，此言不渴，互文也，故上条有"或"字。服汤已，小青龙汤。渴者，此寒表邪。去欲解也。上条表未解之渴，停水使然，此已解而渴，汗出津干也。小青龙汤主之。句当在"服汤已"句上。②

（六四）伤寒脉浮缓，身不疼，但重，乍有轻时，无少阴症者，大青龙汤发之。程郊倩作小青龙，甚是！大青龙症乃表邪兼内热，顾阴症亦有烦躁；小青龙症乃表邪兼内水，顾少阴亦有水邪，均宜细辨。此与少阴异者，脉之浮沉固别，而此则但身重，而不至如少阴之欲寐。且乍有轻时，不若少阴之沉重疼痛也。夫少阴水邪，法在温经镇水，故用真武，详《少阴》第廿一条。此之水气，法在散邪涤饮，故用小青龙汤，曰"发之"者，以小青龙之异于真武，以多"发之"之一法耳。按：此阴水故用热剂，与膀胱内热蓄水不同。彼阳水，故用五苓，亦有辨。此条旧次四三条之后，解者谓此为脉症俱属伤风，而系以伤寒者，亦风寒兼中也，故均用大青龙。其误已详注彼条，且症轻而用大青龙，不烦躁而用石膏，何也？③

（六五）伤寒八九日，风湿相抟，身体烦疼不能自转侧，寒湿凝滞也。此症不言身热头疼，由湿盛阳微，不能发热，湿为地气，只流注躯肌中，而不能上犯高巅也。不呕不渴，上无邪，内无热也。脉

---

① 赵本第40条。腹满：赵本作"少腹满"。或喘：赵本作"或喘者"。

② 赵本第41条。

③ 赵本第39条。

浮在表故浮。虚阳微故虚。而涩者，湿滞故涩。与桂枝附子汤。湿在表故君桂枝，引之使外出。若其人大便硬，是寒凝，非热结。小便自利，湿盛则小便多，小便多则湿欲从尿泄矣。去桂枝加白术汤主之。湿欲从尿泄，则不应用桂枝外引，以阻其下行止势，故去之。加白术者，恐脾虚不能引水也，便硬且然，溏可知矣。①

（六六）风湿相抟，骨节烦疼，掣痛，不得屈伸，近之则痛剧，汗出，湿气外蒸。短气，气滞而壅，故喘。小便不利，湿方外蒸，故不下泄。恶风不欲去衣，欲温覆使湿气得外达也。或身微肿，浮肿则湿外现可知。甘草附子汤主之。②

（六七）伤寒发汗已，外已解。身目为黄，所以然者，以寒湿在里不解故也。热蒸湿成黄，汗后热虽解，而里湿未尽泄，故随汗达其色于外。里指肌肉之里，非脏腑，下条同。以为不可下也，于寒湿中求之。③

（六八）伤寒七八日，身黄如橘子色，鲜明润泽也。湿热之色异于寒湿之淡黄，及干黄之晦暗。干黄详《医碥·黄疸门》。小便不利，热挟湿上行。腹微满，便不利故满。茵陈蒿汤主之。二便分利。④

（六九）伤寒身黄发热，上条用麻黄、翘、豆是外热蒸湿，此则湿复生热，故黄后又发热，热由内蒸，故用寒剂，不加表药。栀子柏皮汤主之。《金鉴》云：此方之甘草，当是茵陈蒿。⑤

---

① 赵本第174条。烦疼：赵本作"疼烦"。与桂枝附子汤：赵本作"桂枝附子汤主之"。小便自利：赵本作"小便自利者"。

② 赵本第175条。或身微肿：赵本作"或身微肿者"。

③ 赵本第259条。以为不可下也，于寒湿中求之：赵本作"于寒湿中求之，以为不可下也"。

④ 赵本第260条。腹微满：赵本作"腹微满者"。

⑤ 赵本第261条。

此十六条论水湿之证治。

（七十）太阳病，脉浮紧，发热，身无汗，自衄者愈。不得汗则热不外泄，而动其经血，上出于鼻，血出则经热亦泄，故愈。盖邪不从卫解，则从营解耳，俗所谓红汗也。①

（七一）太阳病，脉浮紧，无汗，发热身疼痛，八九日不解，表症仍在，此当发其汗，麻黄汤主之。此句本在条末，今移此，服药已，微除，药不胜病。其人发烦热，目瞑，经热上攻于目，隐涩不开。剧者必衄，衄乃解。所以然者，阳气重故也。犹言热甚。②

（七二）伤寒脉浮紧，不发汗，因致衄者，麻黄汤主之。衄似不必汗，不知热气虽盛，已从衄泄，且热只在经，不在里，自不妨用热剂，而热从衄泄，热不尽，衄不止，与其衄解，不若汗解，故用麻黄发汗，汗出表解，则衄亦自止。盖上条之衄，必已成流，热尽故可不药。此条之衄，必未通畅，若不汗解，必至大衄，损伤定多耳。然须审热之多少，寒多热少者可用，以表邪深锢，非麻黄不解也。若热多寒少，当用辛凉解散为是。百卅四条用桂枝，当参看。③

此三条论衄血症治。

（七三）太阳病不解，热结膀胱，经热入腑。其人如狂，下不通则上干，心烦不宁，然曰"如狂"，则非真狂。血自下，膀胱经多血，热入逼动故下。下者愈，血下而热亦泄。其外不解者，尚未可攻，恐热乘虚，内陷益甚。当先解外。外解已，但少腹急结者，乃可攻之，宜桃核承气汤。表虽已解，而经不无遗邪，故用桂枝引诸药

---

① 赵本第47条。

② 赵本第46条。其人发烦热：赵本无"热"字。

③ 赵本第55条。

达于经中，使经腑之邪俱去。按：血乃膀胱经中之血，蓄于膀胱之外，小腹之中者，非蓄于膀胱之中也，故利之从大便出。①

（七四）太阳病，六七日，表症仍在，脉微而沉，何故微耶？恐"微"字衍。不见少阴症，故不属麻黄附子细辛汤。反不结胸，不在上焦，其人发狂，甚于"如狂"矣。以热在下焦，少腹当硬满，小便自利者，则热不在膀胱气分，而在血分可知，又血不在膀胱之内，而在小腹可知。下血乃愈，所以然者，以太阳随经，瘀热在里故也，宜下之，以抵当汤。热结于胸，则用陷胸以涤饮；热结少腹，则用此汤以逐血。②

（七五）太阳病，身黄，蓄湿、蓄血，均有发黄。脉沉结，少腹硬，小便不利者，为无血也，是蓄尿，非蓄血，茵陈五苓可用。小便自利，其人如狂者，血症谛也，抵当汤主之。③

（七六）伤寒有热，小腹满，应小便不利，今反利者，为有血也，当下之，不可余药，宜抵当丸。变汤为丸，煮而连滓服之者，因剂小力薄，故捣罗使味易出，兵少贵精之义也。按：热入膀胱，有蓄尿、蓄血之分，而蓄血又有在膀胱内及在膀胱外之别。在膀胱外者，乃在小腹中也，不碍水道，故小便利，《论》所言者是也。若在膀胱中，则必溺血矣，八正散、导赤散皆可用。④

此四条论蓄血之症治。

热入而结于浊阴之分，则为蓄血、蓄水。结于清阳之分，则为结胸，详于下。

---

① 赵本第106条。当先解外：赵本作"当先解其外"。
② 赵本第124条。其人发狂：赵本作"其人发狂者"。宜下之：赵本无此句。
③ 赵本第125条。
④ 赵本第126条。

（七七）太阳病，脉浮而动数，浮则为风，外邪。数则为热，动则为痛，即弦紧体痛之意，不曰紧而曰动，以其弦急不静，有传内之意也。数则为虚。数从浮见，内未实也，非虚弱之虚，着此句见不当下。头痛发热，微盗汗出，盗汗详《阳明篇》第七条。而反恶寒者，表未解也。盗汗为热入阳明，当恶热。今反恶寒者，以微盗汗，则尚未入里，太阳之表犹未解也。医反下之，动数变迟，下之则阴虚，里气乍衰，故脉亦弛懈。膈内拒痛，表热乘虚内陷，里气相拒，故痛。胃中空虚，伸"变迟"句。客气动膈，伸"拒痛"句。短气，热上壅而喘。烦躁心中懊恢，阳气内陷，心下因硬，阳本亲上，故上结。则为结胸，大陷胸汤主之。以下其结，与承气异者，彼下肠胃之邪，此荡除于高位也。若不结胸，但头汗出，余无汗，剂颈而还，湿热上蒸为汗，但止头有，则不得外泄，小便不利，又不下泄。身必发黄也。茵陈汤或茵陈五苓散。①

（七八）太阳病二三日，不能卧，但欲起，邪结于胸，热上壅也。二三日尚在表，何以有此？心下必结，知心下邪结矣，若脉实大为热结，则可下。脉微弱者，此本有寒分也，今微而且弱，是胃本有寒，寒痰为表邪所郁而结聚，不当下矣。反下之，若利止，必作结胸，利止则邪不下行，而内陷之热，与津液搏结于胸间。未止者，则邪虽下行，胸不结，但内陷之热必愈深。四日复下之，通因通用，使热尽从下泄也。所以待至四日者，欲表热尽入，乃一扫而空之耳。此作胁热利也。申上"利"字，言由外症未除而下之，引热内陷也。②

（七九）病发于阳，发阳、发阴，见第二条。彼条发阴，主直中言，此条但言内气素寒耳，未至于直中也。而反下之，热入因作结

---

① 赵本第134条。余无汗：赵本作"余处无汗"。
② 赵本第139条。

胸，病发于阴，表虽热而内寒。而反下之，因作痞，不言热入者，即有外热陷入，而成痞，实由中寒，若中不寒，则为结胸矣。以中寒为主，故不言热入也。所以成结胸者，以下之太早故也。按：结胸亦有不由误下者，可勿泥。不言痞由下之太早者，以阴寒之人，原不当下，不以迟早论也。①

（八十）结胸者，项亦强，如柔痉状，胸邪盛实，故项势常昂，柔痉详《痉湿暍》篇。下之则和，宜大陷胸丸。邪结于胸，而上及颈项，势甚矣，恐汤过而不留，故煮而连滓服之，且加蜜以恋于上，与抵当丸意同。②

（八一）太阳病，重发汗，而复下之，津液涸矣。不大便五六日，舌上燥而渴，日晡申时。所小有潮热，此阳明症，详《阳明篇》。从心上至少腹硬满而痛不可近者，大陷胸汤主之。此阳明内实而兼结胸，若用承气则遗高分之邪，故主此汤。③

（八二）结胸症，其脉浮大者，脉未沉实。不可下，须先解表。下之则死。邪又内陷，结而复结，故主死也。④

（八三）结胸症具，烦躁者亦死。津液枯竭，邪已攻心。⑤

（八四）伤寒六七日，结胸，热实，脉沉紧，热入里，故沉紧，实而有力之谓，然必兼数。心下痛，按之石硬者，大陷胸汤主之。⑥

---

① 赵本第131条节录。当与乐本（八十）合看。
② 赵本第131条节录。当与乐本（七九）合看。大陷胸丸：乐本误作"太陷胸丸"，"太"当作"大"。
③ 赵本第137条。从心上：赵本作"从心下"。
④ 赵本第132条。
⑤ 赵本第133条。
⑥ 赵本第135条。脉沉紧：赵本作"脉沉而紧"。

（八五）**小结胸病，正在心下，**即胸膈间部位，与大结胸无异。**按之则痛，**所异者，按乃痛，不若大结胸之不按亦痛，手不可近。**脉浮滑者，**浮则热未尽入，结而未实。滑又异于大结胸之紧，不过热与痰饮略结耳。**小陷胸汤主之。**脉带浮，不言先表散者，以上条有浮大不可下之文，已见大意也。①

（八六）**伤寒十余日，热结在里，**大便燥结。**复往来寒热者，**是少阳表症尚在也。**可与大柴胡汤，**表里双解。**但结胸无大热者，**热已入里，故外无大热，则亦无往来之寒可知。**此为水结在胸胁也，**水，津液也，热蒸成痰饮而结，非结胸外另有水结胸。**但头微汗出者，**水气上蒸。**大陷胸汤主之。**此与上第八一条，应入《阳明》《少阳》篇，系于此者，以类相从，且见此二经亦有结胸症耳。按：少阳原有胸胁满症，未便可指为结胸，须细辨。②

（八七）**伤寒六七日，发热，微恶寒，肢节烦疼，**太阳症。**微呕，心下支结，**少阳症，支结者，结于心下偏旁，当胁处也。《准绳》云：支撑而结。**外症未去者，柴胡桂枝汤主之。**以外症为重，故以柴、桂表散，外解而结亦开。缘此结为表邪所郁，里气不行之结，非表热陷入之结也。观此则结胸不但有大小之分，又有偏正之别。③

（八八）**问曰：病有结胸，有脏结，其状如何？曰：按之痛，寸脉浮，**热气上浮，**关脉沉，曰结胸。**关位配胸，热内结故沉。**何谓脏结？曰：如结胸状，**阴邪痞塞，故亦如之。**饮食如故，**胸无邪阻也，则按之不痛可知。**时时下利，**阴寒甚也。**寸脉浮，**虚阳上浮。**关脉沉**中寒则脉不鼓。**紧细小，**阴盛阳微也，此则异于结胸之盛

---

① 赵本第138条。

② 赵本第136条。

③ 赵本第146条。

大，名曰脏结。阴寒凝结，痞塞不运，是为死阴。舌上白苔滑者必湿润而冷。难治。舌为心苗，有白苔，则寒水之气透入心阳矣。苔由津液凝渍所成，故滑而不燥。《金鉴》云：此句当在"曰结胸"句下，以结胸热症，见此为相反，故难治；脏结见此为顺，不妨也。然非仲景意。脏结仲景无治法，或云当灸关元。①

（八九）病胁下素有痞，连在脐旁，此明脏结有痞塞于心上而如结胸者，亦有痞塞于胁下而连脐旁者。痛引少腹，入阴筋者，此名脏结，死。小腹阴筋，肝肾所主，寒则收引，先天真阳败绝，故死。②

（九十）脏结无阳症，无表症也。不往来寒热，无半表半里症。其人反静，并无里症。舌上苔滑者，不可攻也。《金鉴》云：当温之。成氏谓脏结亦误下所致，盖以伤寒本热症，非误下不应有寒症也。或疑仲景所言，安知非杂病之脏结，而泥定伤寒耶？曰：仲景此书专论伤寒，非论杂病也。观《痉湿暍篇》云"三者应别论"，则知六经篇中所言，皆论伤寒矣。故酒客、衄家、汗家、淋家等条，言不可用桂枝发汗者，皆指诸色人病伤寒而言，昧者以为泛论杂病，不知此等人，若非病伤寒，自无发汗之理，何用辨其可不可哉？脏结若系杂症，其病源固非由伤寒而得，即便全似结胸，亦不用辨，而知其迥别矣。且此条"其人反静"句，明明是说伤寒，何则？伤寒外无太阳、少阳症者，邪多内陷，热陷于内，则必烦躁而不静，今其人反静，盖以伤寒之常证例之，而不然，故曰"反"也。若杂症原无内陷之说，何用下此"反"字乎？前人未经拈出，故特明之。脏结原无可攻之症，"不可攻也"四字似赘，仲景所以言此者，盖因脏结、结胸，同属伤寒误下，恐人误认为结胸而攻之，故言之耳。若脏结果属杂症，不由伤寒而得，自无误作攻下之议，"不可攻也"

---

① 赵本第128、129条。
② 赵本第167条。连在脐旁：赵本作"连在脐傍"。

四字得毋赘乎？于此愈知脏结之属伤寒，非言杂症矣。①

此各条论结胸之症治因并及相似而实相反之脏结也。结胸者，热入而结实于胸间，硬而且痛者也。若不结实，而惟痞塞心间，是为痞，此则不硬不痛，即或硬亦不痛也。然有纯热之痞，有下寒上热之痞，有纯寒之痞，以类相从，总次于下，亦如结胸之并及脏结耳。

（九一）伤寒大下后，复发汗，心下痞，大下里虚，热入作痞，入而未尽，表未解，故复发汗。恶寒者，表未解也，汗后恶寒，多是表虚。今云未解，必表热仍在，恶寒仍属表邪也，须细辨。不可攻痞，当先解表，表解乃可攻痞。解表宜桂枝汤，攻痞宜大黄黄连泻心汤。阳明当下实症，尚有许多顾忌，何况太阳虚痞？断无用大黄之理，大黄当是黄芩之讹，观下各条可见。②

（九二）脉浮而紧，而复下之，句上当有"汗"字，互上条也。紧反入里，变为沉紧，紧为表邪未解，热内陷，表寒亦陷，故沉。则作痞。按之自濡，但气痞耳。沉紧与结胸脉同，故按其胸以察之。气无形故软，而不若结胸之坚硬，《金鉴》谓当用甘草泻心汤，以治寒热并陷之邪也。心下痞，按之濡，其脉关上浮者，关上即关，正当心下部位，此未经下，故脉仍浮。浮，热气也。大黄亦当作黄芩。黄连泻心汤主之。心下痞，而复恶寒汗出者，附子泻心汤主之。附子治表寒，芩、连清内虚热，大黄疑误。③

（九三）伤寒五六日，呕而发热者，柴胡汤症具，而以他药下之，柴胡症仍在者，复与柴胡汤，此虽下之，不为逆，必

---

① 赵本第130条。

② 赵本第164条。

③ 赵本第151、154、155条。

蒸蒸而振，却发热汗出而解，若心下满而硬痛者，此为结胸，大陷胸汤主之。但满而不痛者，此为痞，柴胡不中与，宜半夏泻心汤。兼用辛热，以下焦寒也，由下之，故虚寒。君半夏，以涤饮也，缘热挟积饮为痞，此条应入少阳，以类相从，故系此。于此见少阳亦有结胸及痞证。①

（九四）伤寒中风，医反下之，其人下利日数十行，谷不化，腹中雷鸣，心下痞硬而满，干呕，心烦不得安，表热陷入，为下焦阴寒所拒，而阻逆于上。医见心下痞，谓病不尽，复下之，其痞益甚，此非热结，非结胸之热实。但以胃中虚，客气内陷之热气。上逆，故使硬也，痞证之硬，亦不甚，须知胃虚则陷入之热不运，痰饮停结，故硬满呕逆。甘草泻心汤主之。此症阳上阴下，不交成痞，故用热品以制下寒，用寒品以清上热。喻云：此即生姜泻心汤，以误下又误，中寒实甚，人参力柔，生姜味薄，故倍干姜以易之。愚谓当用生姜泻心汤为是，详下条。②

（九五）伤寒汗出解之后，胃中不和，心下痞硬，干噫食臭，嗳馁也，饮食停滞。胁下有水气，腹中雷鸣，下利者，生姜泻心汤主之。此胃寒不能消行水谷而痞也，然亦必寒热夹杂，观此汤寒热并用可见。按：此症当用甘草泻心汤为是，以此条未经误下，比上条证轻，何得反用重剂？上条误下胃虚，非人参何以补中？未经汗散，非生姜何以透表？细详之。③

（九六）本以下之，故心下痞，与泻心汤痞不解，其人渴而口燥烦，小便不利者，五苓散主之。虽因误下致痞，亦由小便不

---

① 赵本第149条。

② 赵本第158条。此非热结：赵本作"此非结热"。

③ 赵本第157条。

利，水蓄，瘀无去路，利之则水从下出，热亦泄散矣。瘀结病在上中，亦有兼及下焦者，观结胸有连少腹者可见。①

（九七）伤寒发热，汗出不解，心下痞硬，呕吐而下利者，中痞则上下不交，故吐利。成注：吐利而心腹软为虚，硬为实。大柴胡汤主之。不用泻心而用此者，以有表症也。或疑下利不当用大柴胡，不知此为通因通用之法，以汗出液燥胃有燥矢也。②

（九八）太阳病，外症未除，而数下之，遂协热而利，协，合也。表则热里则利，利与热合作也，非热入而利之谓，故可用热剂。利下不止，心下痞硬，外虽热而中实寒，故阴凝而痞。表里不解者，桂枝人参汤主之。即理中汤加桂枝。当与七十八条参看，见协热利有寒、热二种。③

（九九）伤寒服汤药，即下药。下利不止，心下痞硬，服泻心汤已，复以他药下之，下利不止，必无复用大黄之理，可知泻心汤内必无大黄。因无大黄，疑为结粪不去，故复下之耳。不然，何敢复下，于此益信泻心之无大黄。利不止，痞虽去而利不止。医以理中与之，利益甚。理中者，理中焦，此利在下焦，久利则关闸大开，下焦失守，不但中焦受困也。赤石脂禹余粮汤主之。复利不止者，当利其小便。此当有湿热未尽，不然，服理中即不效，何至反甚？且久利亡液，又不当利其小便也。④

（一百）伤寒发汗，若吐若下，解后，心下痞硬，噫气不除者，外邪虽去，而胃气亏损，停饮不运而上逆，然所噫者虚气，与嗳

---

① 赵本第156条。
② 赵本第165条。
③ 赵本第163条。
④ 赵本第159条。

出食臭者不同。旋覆代赭石汤主之。以镇逆涤饮，补中养正也。①

（百一）太阳病，医发汗，遂发热恶寒，发热当作汗出，汗出恶寒，表阳因汗而虚也。因复下之，心下痞，里亦虚矣。表里俱虚，阴阳犹云表里。气俱竭，无阳则阴独，表里之阳气俱虚，止余一片阴寒。复加烧针，因胸烦，微阳被逼，将欲脱越。面色青黄，脾胃失守，故黄色外露，以虚寒，故见青黄，不见赤黄。肤𥉋者，阳脱体失温，故肌肉筑动。难治。今色微黄，曰"微"，则未尽露，且无青色之贼。手足温者，阳已回矣。易愈。②

此各条论痞证，治其有热入，固不结实，亦不痞塞，为邪颇微，逼处上焦，其治法详下文，大概宜吐，故吐法特详。

（百二）伤寒五六日，大下之后，身热不去，心中结痛者，未欲解也，下则引热入内，但表热仍在，则陷入者微，不若结胸之身无大热，热尽入里也，故心中略觉结滞而痛耳。栀子豉汤主之。香豉主发热恶寒烦闷，乃解表和中之品，栀子清内热，合之可以涌吐上焦之邪，凡吐剂俱能发汗，故可兼解其表。发汗若下之，而烦热，胸中窒塞者，栀子豉汤主之。邪陷不为结胸与痞，而仅烦热窒塞，亦微邪耳。发汗吐下后虚烦，正虚而邪实，故烦。不得眠，若剧者，必反覆颠倒，卧起不安。心中懊憹者，懊憹，心中郁然而不舒，愤愤然无奈，欲吐不吐，烦扰不宁也。栀子豉汤主之。若少气者，栀子甘草豉汤主之。若呕者，栀子生姜豉汤主之。凡用栀子汤，病人旧微溏，不可与之。虑其性寒，泄利气衰之人，服之不能上涌，且反下泄，故不可。凡欲吐，服汤后以指探喉，不尔，恐或不吐，盖栀子本非吐

---

① 赵本第161条。

② 赵本第153条。

药也。亦有不探而吐者，以邪本上越，为药所激，故吐耳。①

（百三）伤寒下后心烦，邪入上焦。腹满，中焦亦滞。卧起不安者，栀子厚朴汤主之。厚朴散满。②

（百四）伤寒医以丸药大下之，大下则里虚，不必泥丸药。身热不去，微烦者，烦而曰微，则是大下，里气虚寒，浮阳上扰可知。栀子干姜汤主之。栀子解热烦，干姜温误下。③

（百五）太阳病下之，微喘者，表未解故也，表未解而下，则引热入，阳性亲上，初入犹欲上越，故喘，然所入者少，而在表者多，仍须以治表为主。桂枝加厚朴杏仁汤主之。桂枝解表，杏仁降气，厚朴散满。喘家，谓素病喘，一感风寒即发者。作桂枝汤，加厚朴、杏子佳。当与百十一条参看，此热入胸，彼热入胃也。④

（百六）发汗后，不可更行桂枝汤，汗出而喘，无大热者，外无大热可知，热内入乘肺，故喘也。可与麻黄杏仁甘草石膏汤主之。此即麻黄汤去桂枝之辛热，加石膏之辛凉也，去桂故麻黄加多。⑤

（百七）发汗后，饮水多者必喘，汗后津干，故饮水，水逼余热上浮，故喘。又水乘肺，则气浮亦喘。以水灌之亦喘。水寒遏闭，气不外泄而上越，故喘。⑥

（百八）下后不可更行桂枝汤，若汗出而喘，无大热者，可

---

① 赵本第76、77、78、81条。不可与之：赵本作"不可与服之"。

② 赵本第79条。

③ 赵本第80条。

④ 赵本第43、18条。

⑤ 赵本第63条。

⑥ 赵本第75条节录。赵本第75条于"发汗后，饮水多者必喘，以水灌之亦喘"前有"未持脉时，病人叉手自冒心，师因教试令咳，而不咳者，此必两耳聋，无闻也。所以然者，以重发汗，虚故如此"句。即乐本（卅二）条。饮水多者必喘：赵本无"者"字。

与麻黄杏仁甘草石膏汤。此与上条汗下虽殊，而病不异，故治从同。①

此各条论上焦虚热之症治。以上论症既详，立法亦备，顾治或失宜，其致变有上文所未尽者，复详于下。

（百九）太阳病，吐之，但太阳病当恶寒，今反不恶寒，不欲近衣，此为吐之内烦也。烦而吐，则能解烦，不烦而吐，反能致烦，缘吐则伤津液而引热内入，故烦，阳浮越故又不欲近衣也，宜竹叶石膏汤。②

（百十）太阳病，当恶寒发热，今自汗出，症转阳明矣。不恶寒发热，吐则气涌，上浮外越，汗出而表解。关上脉细数者，关主胃，胃液为吐所伤，故细。热乘虚内入，故数。以医吐之过也。一二日吐之者，腹中饥，口不能食，胃气伤，故不纳，一二日尚未成郁热，但吐伤胃，故不能食。三四日热已成而内陷矣。盖一二日热在太阳，离胃尚远，三四日热在阳明，离胃近，近则易入。吐之者，不喜糜粥，欲食冷食，吐引内热浮膈上，故欲冷食。朝食暮吐，脾亦伤而不运。以医吐之所致，此为小逆。热初入胃，尚未为大害。③

此二条，详吐之失。

（百十一）太阳病桂枝症，医反下之，利遂不止，邪入胃矣。脉促者，急数也。表未解也。热传阳明经也。喘而汗出者，汗出，阳明外症，肌肉为经腑之热蒸液成汗也，下则引热内入，下奔固为利，上越亦作喘。葛根黄芩黄连汤主之。葛根解肌，芩、连清内热。④

（百十二）太阳病，下之后，脉促胸满者，下后阳虚不运，

———

① 赵本第162条。

② 赵本第121条。

③ 赵本第120条。

④ 赵本第34条。

故胸满。上条之促有力，此条之促必无力。桂枝去芍药汤主之。若微恶寒者，此恶寒不特表未解，亦阳虚之微也。去芍药方中加附子汤主之。因表未解，故用桂枝加减。①

（百十三）伤寒八九日，下之，胸满烦惊，热入与积饮结，故满。热逼君主，故烦而惊。小便不利，谵语，一身尽重，不可转侧者，表邪滞，故重。又热伤气，故困之。柴胡加龙骨牡蛎汤主之。柴、桂解外，大黄泄热，姜、半散结涤饮，牡蛎软坚，茯苓利便，下则中虚，故用人参、大枣，惊则神越，故用龙骨、铅丹。问：重可镇惊何义？曰：重者气下坠，药气与人气混合，药气下行，而浮越之气亦下耳。②

（百十四）太阳病，下之后，其气上冲者，邪入里欲上越也，与百五条同意。可与桂枝汤，表仍未解也。方用前法。即如法服也。若不上冲者，不可与之。③

（百十五）服桂枝汤，或下之，仍头项强痛，翕翕发热无汗，表未解也，心下微满痛，小便不利者，心下有水气也，心下满痛似结胸，以小便不利，知为停水。桂枝汤去桂枝加茯苓白术汤主之。脾因下虚，故用茯、术健脾行水，余详本方。④

（百十六）太阳病，下之，其脉促，《金鉴》云：当作浮。不结胸者，为欲解也。下固能引邪入里，亦有里气一通，而表气得宣者，大约表症多，里症少，下则引邪内入。里热多，而表症少者，下则内解而外随散，故脉浮。脉浮者，《金鉴》云：当作促。必结胸也。脉紧者，《金鉴》云：当作细数，邪入少阴也。必咽痛。咽痛，少阴症，

---

① 赵本第21、22条。去芍药方中加附子汤主之：赵本作"桂枝去芍药加附子汤主之"。

② 赵本第107条。

③ 赵本第15条。

④ 赵本第28条。

见《少阴篇》。脉弦者，邪入少阳。必两胁拘急。脉细数者，《金鉴》云：当作紧，邪尚在太阳也。头痛未止。脉沉紧者，寒邪入胃。必欲呕。胃气上逆也。脉沉滑者，协热利，热入胃，逼痰饮下注。浮滑者必下血。热在经，故浮。经血被逼，故下。《金鉴》谓当作"数滑"。误下致变不一，由人经脏虚实不同，故所入有异。①

（百十七）伤寒医下之，续得下利清谷不止，身疼痛者，表未解。急当救里，后身疼痛，后谓后治，对上"急"字言。大便自调者，则里症缓。急当救表，救里宜四逆汤，救表宜桂枝汤。②

此各条，详下之失。

（百十八）太阳病中风，以火劫发汗，邪风被火热，血气流溢，失其常度，两阳相熏灼，其身发黄，热蒸血败，其色外见。阳盛则欲衄，阴虚液竭。则小便难，阴阳俱虚竭，壮火食气，不但耗水。身体则枯燥，但头汗出，剂齐也。颈而还，津液已干，故止头汗。腹满而喘，口干咽烂，或不大便，久则谵语，甚者至哕，呃逆也，胃气将绝，上冲有声。手足躁扰，捻衣摸床。详《阳明篇》第十八条。小便利者，其人可治。阴尚未绝，肺气犹下降也。又火属心，心与小肠为表里，火热得从小肠下泄也。③

（百十九）太阳病二日，反躁，热已内入。反熨其背而大汗出，火热入胃，胃中水竭，燥烦，必发谵语。十余日，阴气得复。振栗自下利者，此为欲解也，火邪下奔也，参下第百四五条。故其汗，从腰以下不得汗，火邪上攻，故下无汗。欲小便不得，反

---

① 赵本第140条。

② 赵本第91条。大便自调者：赵本作"清便自调者"。

③ 赵本第111条。则小便难：赵本作"小便难"。腹满而喘：赵本作"腹满微喘"。

呕，欲失溲，热欲从小便出，而不得出。闭极思通，情状如此。足下恶风，上热壅闭，气不下通，故足冷恶风。大便硬，小便当数反不数，凡大便硬者，恒因小便之数，以此例之，故曰"当数"。而"反不数"则气不下通之故，即上文"欲小便不得"也。自"故其汗"至此，皆补详火邪入胃病证，在"振栗下利"前。及多大便已，承"下利"说，而所以下利之故，固由日久阴复，邪衰不留，亦未始不由小便少，得以转渗肠胃，化硬为软而得出也。头卓然而痛，其人足心必热，谷气下流故也。从前热气壅闭于中，不达于上下，今得通泄，而达于上则头痛，达于下则足热也。①

（百二十）太阳病，以火熏之，火熏，古劫汗法，即今北方火炕温覆取汗法也。不得汗，其人必躁，到经二字难解。成注：六日传经尽，七日再到太阳经也。窃意此言不得汗，若火邪入里则躁，若火邪止到经，则圊血耳。不解，必圊血，名为火邪。②

（百廿一）微数之脉，慎不可灸，因火为邪，则为烦逆，追虚逐实，脉微数为阴虚热盛。阴本虚，加火为追虚；热本实，加火为逐实。血散脉中，火气虽微，微少也，言即使所灸不过一二处也。内攻有力，焦骨伤筋，血难复也。③

（百廿二）脉浮，热甚，反灸之，此为实，实以虚治，因火而动，故咽燥吐血。④

（百廿三）太阳伤寒者，加温针必惊也。热气乘心也。⑤

---

① 赵本第110条。反熨其背而大汗出：赵本作"凡熨其背而大汗出"。火热入胃：赵本作"大热入胃"。及多大便：赵本作"及不多大便"。

② 赵本第114条。圊：赵本作"清"。

③ 赵本第116条。

④ 赵本第115条。

⑤ 赵本第119条。

（百廿四）脉浮宜以汗解，用火灸之，邪无从出，因火而盛，病从腰以下必重而痹，外邪挟火势上攻，不下通阴分，故重而痹，必其人平素下部有湿使然。名火逆也。①

（百廿五）烧针令其汗，针处被寒，失护而被寒侵，由太阳、少阴之经以入肾脏。核起而赤者，针处肿突如核而红，寒侵入内，逼阳于外，故红肿。必发奔豚，气从少腹上冲心者，肾寒上冲，若豕突然。肾，水脏；猪，水畜，故名。灸其核上各一壮，灸以拔寒使出，又透火气内温。与桂枝加桂汤更加桂，与桂枝者，邪由太阳入，仍令从太阳出也。加桂温肾胜寒，然当用肉桂。喻云：即此推之，凡发表误用寒药，服后加壮热，肤起赤块，畏寒腹痛，气逆而喘，或汗时盖覆不周，被寒所侵，红肿喘逆，其症同者，用此良验。按：此必其人平日肾阳虚寒，故邪侵之即动也。②

（百廿六）伤寒脉浮，医以火迫劫之，亡阳，汗多故也，故以姜、桂温表。必惊狂，起卧不安者，阳自亡，火热自入心也。龙骨、牡蛎，镇心神之浮越。桂枝去芍药加蜀漆龙骨牡蛎救逆汤主之。心神浮越，痰必上壅，蜀漆、牡蛎治其痰。心神浮越，则中气亦不能守，甘草、大枣固中，且以缓上浮之急。③

（百廿七）火逆下之，因烧针烦躁者，桂枝甘草龙骨牡蛎汤主之。以火逼汗，已逆于理，又下之而烦躁者，或归咎于下，不知其由于火也，故以"因烧针"三字明之，此止烦躁轻于上条，故药比上方减少。④

此各条，详火治之失。

---

① 赵本第116条。

② 赵本第117条。与桂枝加桂汤更加桂：赵本作"与桂枝加桂汤更加桂二两也"。

③ 赵本第112条。

④ 赵本第118条。

（百廿八）下后复发汗，必振寒，脉微细，所以然者，内外俱虚故也。①

（百廿九）下后复发汗，昼日烦躁不得眠，夜而安静，下则里寒，汗则阳越，昼则阳浮动，故烦躁，夜则阳内返，故静。然此阳虽虚浮犹能内返，若外亡而不能返，至夜阴气盛时，必且被逼而竟脱矣。不呕，不渴，无表症，脉沉微，身无大热者，干姜附子汤主之。②

（百三十）伤寒若吐若下后，心下逆满，气上冲胸，邪内陷而挟素有之寒饮上逆。起则头眩，浊阴上干。脉沉紧，寒饮胜也。发汗则动经，内腹虚寒，而复汗之，则并经中阳气亦动而外泄。身为振振摇者，表阳虚，故振战。茯苓桂枝术甘草汤主之。补土去饮在此，壮卫和营亦在此，不用芍药，虑寒凝也。③

（百卅一）伤寒吐下后，发汗，虚烦，脉甚微，欲如上条之紧亦不得矣。八九日心下痞硬，胁下痛，不止如上条之心下逆满。气上冲咽喉，不上冲胸。眩冒且将厥仆。经脉动惕者，不止振摇。久而成痿。日久则偏废矣，此即上条之症，而言其增重如此，《金鉴》谓八九日至咽喉，必错简，以此症为血液大伤，故成痿，存参。④

（百卅二）发汗后若下之，病仍不解，烦躁者，阳欲脱越。茯苓四逆汤主之。百廿九条，有"夜而安静"字，此无之，是昼夜俱烦躁也，阴盛格阳矣。⑤

（百卅三）太阳病，下之而不愈，因复发汗，以此表里俱

---

① 赵本第60条。
② 赵本第61条。
③ 赵本第67条。
④ 赵本第160条。
⑤ 赵本第69条。

虚，其人因致冒，昏冒，神识不清之意，汗下兼行，虽不如法，而邪亦衰，余热之未清者，未必便令人冒，以虚故致冒也。冒家汗出自愈，所以然者，汗出表和故也，得里未和，而后下之。致冒之余邪，若是在表之未清者，仍从汗解，在里仍从下解，须审得之也。①

（百卅四）伤寒不大便六七日，头痛，内热上攻。有热者，内热外达。与承气汤。其小便利者，清白。知不在里，仍在表也，则头痛身热，自是表症，而不大便，亦非热结，当无所苦可知矣，验小便固是要法。当须发汗。若头痛者，必衄，"若"当作"苦"，盖头痛之甚也。不然凡头痛者，必衄矣，岂其然乎？宜桂枝汤。②

（百卅五）太阳病，外症未解者，不可下也，下之为逆，不但变结胸等症，即三阴坏病亦多由此。欲解外者，桂枝汤主之。③

（百卅六）太阳病，先发汗不解而复下之，脉浮者不愈。浮为在表而反下之，故令不愈。今脉浮，故知在外，当须解外则愈，宜桂枝汤主之。④

（百卅七）本发汗而复下之，此为逆也。若先发汗，治不为逆，本先下之，而复汗之，此为逆也。若先下之，治不为逆。⑤

（百卅八）凡病若发汗、若吐、若下后，若亡血，亡津液，阴阳自和者，必自愈。邪正皆衰，不必施治，但静俟之。⑥

---

① 赵本第93条。下之而不愈：赵本作"先下之而不愈"。得里未和，而后下之：赵本作"里未和，然后复下之"。

② 赵本第56条。其小便利者：赵本作"其小便清"。

③ 赵本第44条。桂枝汤主之：赵本作"宜桂枝汤"。

④ 赵本第45条。浮为在表而反下之：赵本作"浮为在外而反下之"。宜桂枝汤主之：赵本作"宜桂枝汤"。

⑤ 赵本第90条。

⑥ 赵本第58条。

（百卅九）大下之后，复发汗，小便不利者，亡津液故也，勿治之。言勿利小便，当俟津液渐生也。得小便利必自愈。生津滋液之品，何不可用之有？①

（百四十）太阳病三日，已发汗，若呕、若下、若温针，仍不解者，此为坏病，桂枝不中与也。观其脉证，知犯何逆，随证治之。坏病者，误治之失，如上各条误汗而亡阳动经，下而痞利、结胸，温针而惊狂衄吐等逆是也。表证虽在，而局面已变，亦随症立法，难执定桂枝矣。②

此各条，详汗、吐、下等法兼施之失，而并示以内外之辨、先后之序也。知其失则治得其宜而病解矣，详于下。

（百四一）太阳病，欲解时，从巳至未上。巳、午、未，阳气盛，太阳王时也，故解于其王时，然可不泥。③

（百四二）欲自解者，必当先烦，热势作动，郁勃欲伸，将出未出之际，必烦躁而不宁。乃有汗而解。何以知之？脉浮，故知汗出解也。喻云：天地郁蒸而雨作，人身烦闷而汗作，观其烦而脉浮，知为邪出于表而汗解。若脉不以浮应，则汗必不出，而烦反为内入之候矣。④

（百四三）太阳病初服桂枝汤，反烦不解者，热盛可知。先刺风池风府，以泄其热。却与桂枝汤则愈。⑤

（百四四）风家表解而不了了者，十二日愈。经中余邪未清也，即《内经》"十二日大气皆去，病日已"意，然可不泥。⑥

---

① 赵本第59条。
② 赵本第16条。若呕：赵本作"若吐"。
③ 赵本第9条。
④ 赵本第116条。
⑤ 赵本第24条。
⑥ 赵本第10条。

（百四五）太阳病未解，脉阴阳俱停，停，止也。陶节庵云"欲作汗，脉先伏"是也。必先振栗，汗出而解，邪正相争故战，虚乃有此，不虚则竟解，不必战也。但阳脉微者，微，微见也。脉伏而阳忽微见，则邪已出表矣。先汗出而解，"先"字衍。但阴脉微者，若沉分微见，则邪向里矣。下之而解，若欲下之，宜调胃承气汤。①

（百四六）太阳病，十日已去，脉浮细而嗜卧者，邪去则脉静神恬。外已解也。胸胁满痛者，不解而传少阳。小柴胡汤，脉但浮者，脉不细不嗜卧，是未解也，然浮则仍在表可知。与麻黄汤。②

此六条论解，解则不传。不解则传矣，详于下。

（百四七）伤寒一日，太阳受之，脉若静者为不传，脉静则邪不盛，自不及里。颇欲吐，胃受邪则吐。若躁烦，热邪向里则烦躁，内气拒之则吐逆。脉数急者，为传也。可用大青龙。③

（百四八）伤寒二三日，阳明、少阳证不见者，为不传也。太阳脉多数，多干呕，未可据为必传，故著此条言必见阳明、少阳之证，乃为传也。④

（百四九）太阳病头痛，至七日以上，自愈者，以行其经尽故也。此本《内经》，然不必泥。若欲再作即再传。经者，成无己曰：传经次第，三日传遍三阳，至四日去阳入阴，第六日传遍三阴，为传经尽，当解。其不解，传为再经者，至九日，又遍三阳。吴绶云：七日经尽，当汗出而解。七日不解，为再经。十三日不解，为过经。过经不解，为坏病。按：再传之说，颇可疑，乌有邪已入至厥阴，复外转太阳之理？

---

① 赵本第94条。
② 赵本第37条。
③ 赵本第4条。
④ 赵本第5条。

然三阴篇有"脉浮则邪还于表，宜汗解"之论，则从阴反阳，固有之矣。苟不为之汗解，郁而不出，因复再传诸经，留连不解，不可谓无其事也。针足阳明使经不传则愈。太阳传阳明，针使热泄，则不传矣。《类经》[1]云：足三里二穴，刺五分，留三呼，可泻胃中之热。一云刺冲阳。[2]

---

[1] 《类经》，明代张景岳撰。三十二卷。刊于1624年。该书将《黄帝内经》中的《素问》和《灵枢》二书内容重新调整归类，改编而成。分为摄生、阴阳、脏象、脉色、经络、标本、气味、论治、疾病、针刺、运气、会通等12类，每类又分若干小类，并附文。由于内容以类相从，故名《类经》。

[2] 赵本第8条。经者：赵本作"再经者"。

伤寒论近言·卷三

南海何梦瑶报之辑

◎阳明篇

阳明分经腑，此大概也。顾有不连太、少，清楚之经；有连带太、少，夹杂之经；有表邪尽入，胃实之腑；有邪未尽入，不实之腑；又有虽实而非热，与不实而且寒之腑。皆宜逐一分别，乃为了彻，因详为厘剔，俾读者不致迷误云。

（一）阳明之为病，胃家实也。此揭腑症。腑有实、不实，实可下，不实不可下。此指实而可下者言。按：胃兼大肠言。①

（二）阳明病，外证云何？曰：身热，在经故身常热，若入腑则潮热矣。以此句知此条是就经证言。汗自出，不恶寒，反恶热也。热盛于肌肤，蒸达皮毛，表寒无继，不能久持，终当解散，正如冰雪虽寒，为火所铄，旋渐消融耳。然亦有表邪深固而不解者，此则阳明尚带太阳，故必以表解而清清楚楚，乃属之阳明也。问：表解则经热应从汗泄，何以有入腑而热结者？曰：热盛自内薄，外泄者无几，内入者不复出也。

---

① 赵本第180条。胃家实也：赵本作"胃家实是也"。

若外泄不尽，内亦不受热，只驻于肌肉间，则为经病耳。太阳伤风，身热自汗与此微异。彼为翕翕之热，此为蒸蒸之热；彼微汗，此多汗也。①

此揭经证，而腑可包。《经》有目痛、鼻干、不得眠之文，当察。

（三）伤寒三日，阳明脉大。阳明气血俱多，故大。在经带浮，在腑兼实。②

此三条，分揭阳明之腑证、经证，而并及其脉也。

（四）问曰：病指阳明证。有得之一日，言证见阳明已一日。不发"发"当作"恶"。热而恶寒者，何也？既属阳明，表解应恶热不恶寒，故疑之。曰：虽得之一日，恶寒将自罢，即自汗出而恶热也。虽证属阳明，已经一日，当不恶寒，然尚带太阳故恶寒未罢，但既属阳明，则恶寒亦将自罢也。问曰：恶寒何故自罢？曰：阳明居中，土也，万物所归，无所复传，此指腑说。始虽恶寒，二日对一日说。自止。热尽入于腑，则盛极；不复传，则全聚；以其全势外托，则表自溃散，而恶寒自止。此为阳明病也。此申第二条"不恶寒"之义。上条虽包腑说，而以"身热"字领头，若专就经言，故此条以腑证互之。③

（五）伤寒转系阳明者，其人濈然微汗出也。濈濈，连续浃洽之意，即下条所谓多汗也。此云微者，以方解初出，故微耳。此申第二条"汗自出"。④

（六）伤寒发热无汗，呕皆太阳证。不能食，胃满故也。而

---

① 赵本第182条。赵本作"问曰：阳明病，外证云何？答曰：身热，汗自出，不恶寒，反恶热也。"

② 赵本第186条。

③ 赵本第183、184条。"曰：虽得之一日"，赵本作"答曰：虽得之一日"。土也：赵本作"主土也"。

④ 赵本第188条。

反濈濈汗出者，是转属阳明也。此亦申汗出，而以腑证互之。①

（七）阳明病，脉浮而紧者，必潮热，发作有时，但浮者，必盗汗出。浮与浮紧，太阳脉也，何以系之阳明？盖必潮热与盗汗，有入内之征，乃系之阳明耳。潮热与身热不同。身热者，无时不热，乃在经之热。潮热者，余时不热，惟未、申之间乃热，每日如此，若潮之有期。盖热已入腑，则外无热，而胃土旺于未、申，热乘其旺时，而一达于外也。盗汗与汗自出亦不同。盗汗者，睡则汗，醒则否，缘睡则阳入扰阴，故汗出。脉浮则阳应未内入，以盗汗而知阳已渐入也，但睡则入，而醒复出，热尚往返于表里之间，盖初传阳明，而尚带太阳者也。若上条所云"汗自出"，乃太阳已解，而热全盛于阳明，则濈濈然蒸达于外常出而不止矣。喻云：浮紧与潮热，浮与盗汗，非的对之脉症，以此为太阳入阳明之辨耳。此亦申第二条身热汗出，明在腑之为潮热，初传之为盗汗也。②

此四条，申第二条外症之义。

（八）问曰：何缘得阳明病？曰：太阳病，若发汗，若下，若利小便，此亡津液，胃中干燥，因转属阳明，不更衣，内实，大便难，此名阳明也。③

（九）脉阳微，浮而无力也，则热原微。而汗出少者，为自和也，汗出多者为太过。脉阳实，浮而有力，热盛也，似不妨多汗。因发其汗出多者，亦为太过。太过为阳绝于里，阳，胃气也。气随汗泄，中存无几，"绝"字未免太过。亡津液，气为津液之母，气泄

---

① 赵本第185条节录。赵本于"伤寒发热无汗"前有"本太阳，初得病时，发其汗，汗先出不彻，因转属阳明也。"而反濈濈汗出者：赵本作"而反汗出濈濈然者"。

② 赵本第201条。

③ 赵本第181条。"曰：太阳病"，赵本作"答曰：太阳病"。大便难：赵本作"大便难者"。

故津液亡。大便因硬也。①

（十）病有太阳阳明，言太阳经病而胃实也。正阳阳明，阳明经病胃实也。少阳阳明，少阳胃实。何谓也？曰：太阳阳明，脾约是也；脾约者，小便数，大便难。约者，津液寡少之谓。太阳何遽胃实？以其人平日脾约耳，虽不更衣，亦无所苦。正阳阳明，胃家实是也；少阳阳明，发汗利小便已，胃中躁烦实，大便难是也。上条言太阳汗下利便转属，此言少阳发汗利便转属，互文也。②

（十一）阳明病，指经言。汗出多而渴者，不可与猪苓汤，以汗多胃中燥，猪苓汤复利其小便也。③

（十二）伤寒脉浮而缓，是太阳中风脉。手足自温者，系在太阴。然无发热恶寒症，而惟手足温，故系之太阴。以热在三阳则手足热，在少阴、厥阴则冷，而在太阴则温也。太阴身当发黄，缓为湿土之脉，浮则在经而未入脏，故经热蒸湿而发黄。若小便自利者，不能发黄。至七八日，大便硬者，便利亡液也。为阳明病也。上条言三阳转属，此言太阴转属，少阴、厥阴之转属可类推。汗下利便转属，若兼内热，则痛苦宜下，若内无热，则无所苦，不宜下。详五五至五八条。④

（十三）本太阳病，初得时，发其汗，汗先出不彻，因转属

---

① 赵本第245条。脉阳实：赵本作"阳脉实"。太过为阳绝于里：赵本作"太过者为阳绝于里"。

② 赵本第179条。赵本作"问曰：病有太阳阳明，有正阳阳明，有少阳阳明，何谓也？答曰：太阳阳明者，脾约是也；正阳阳明者，胃家实是也；少阳阳明者，发汗利小便已，胃中躁烦实，大便难是也。"

③ 赵本第224条。猪苓汤复利其小便也：赵本作"猪苓汤复利其小便故也"。

④ 赵本第187条。太阴身当发黄：赵本作"太阴当发身黄"。赵本无"大便硬者，为阳明病也"九字。赵本作"至七八日，虽暴烦，下利日十余行，必自止，以脾家实，腐秽当去故也。"

阳明也。汗不透，则热不出，不特可以转入阳明之经，且可入胃也。①

以上各条，言过汗转属，此见不及亦转属也。先对后言，言后之转②属由先之发汗不彻也。

（十四）脉浮而芤，浮为阳，热盛浮洪。芤为阴，阴液空虚。浮芤相抟，胃气生热，其阳则绝。阳绝即亡津液。此及下条，论其人火盛液枯者，自致胃实，不必定由汗下利小便也。③

（十五）趺阳脉浮而涩，浮则胃气强，热盛。涩则小便数，脾阴虚，液竭而脉不充满流动，故涩。浮涩相抟，大便则难，其脾为约，此申脾约之义。麻仁丸主之。约，俭约也，脾之阴液少也。④

此八条，申第一条胃实之由。以上论外证内实，已见其概，而经腑之分，证治之辨，细详于下。

（十六）阳明病，脉迟迟当作浮。汗出多，微恶寒者，表未解也，可发汗，宜桂枝汤。发热、汗出、恶寒，太阳伤风症也。今初传阳明，故汗出比前多，恶寒比前减，桂枝汤当加葛根。⑤

（十七）阳明病脉浮，即伤寒之浮紧。因已传阳明，故紧去；未离太阳，故浮在。无汗而喘者，发汗则愈，宜麻黄汤。⑥

---

① 赵本第48条。赵本作"二阳并病。太阳初得病时。发其汗。汗先出不彻。因转属阳明。续自微汗出。不恶寒。若太阳病证不罢者。不可下。下之为逆。如此可小发汗。设面色缘缘正赤者。阳气怫郁在表。当解之熏之。若发汗不彻不足言。阳气怫郁不得越。当汗不汗。其人躁烦。不知痛处。乍在腹中。乍在四肢。按之不可得。其人短气。但坐。以汗出不彻故也。更发汗则愈。何以知汗出不彻。以脉涩。故知也。"

② 转：原误作"抟"，据前文改。

③ 赵本第246条。

④ 赵本第247条。大便则难：赵本作"大便则硬"。麻仁丸：赵本作"麻子仁丸"。

⑤ 赵本第234条。

⑥ 赵本第235条。

此二条，本太阳症，而云阳明者，必已见目痛、鼻干、胃实等证也。但系初传，故从未罢之太阳治。

（十八）阳明病，法多汗，即第二条"汗自出"意。反无汗，表未解也。其身如虫行皮中状者，欲汗而不能汗，故麻痒。此以久虚故也。经中阳气虚，无力托邪，故不解。参《太阳篇》四二条。①

（十九）阳明病，反无汗，表未解。而小便利，则热不在里而在外，不在下而在上可知。二三日热渐入胃。呕而咳，胃热上冲则呕，肺脉循胃，胃热则肺亦热，故咳。手足厥者，热郁于内，不能宣达于四肢。必苦头痛。以热上攻。若不呕不咳，手足不厥者，头不痛。第二条言"汗自出"，乃表解之阳明。②

此二条言汗不出，乃表未解之阳明也。

（二十）阳明病，口燥但欲漱水，不欲咽，热在经不在腑。此必衄。热动经血，阳明脉起于鼻，故衄。③

（廿一）脉浮发热，口干鼻燥，即《内经》云鼻干。能食者胃不胀满，故能食，则热止在经可知。则衄。④

此二条，表亦当未解。若解则得汗，应不衄也。

（廿二）阳明病，但头眩不恶寒，表已解也。故能食热入胃而未满，故能消谷也。而咳，详上十九条。其人必咽痛。胃热上攻，故咽痛。咽，胃管也。若不咳者，咽不痛。⑤

此九条，详论经病。

---

① 赵本第196条。

② 赵本第197条。若不呕不咳：赵本作"若不咳不呕"。

③ 赵本第202条。不欲咽：赵本作"不欲咽者"。

④ 赵本第227条。

⑤ 赵本第198条。

（廿三）太阳病三日，发汗不解，蒸蒸发热者，属胃也，热入于胃，自内腾达，如炊蒸然，其热蒸蒸，则其汗溅溅矣，此阳明腑热外蒸，与太阳表热不同也。按：蒸蒸发热，腑热具而经热犹存，少顷汗多，则经热解，而腑热惟潮时乃蒸，余时则否已。调胃承气汤主之。篇中或用调胃，或小承，或大承，大抵因症轻重施治，不必泥定。不解，非太阳不解也，谓太阳传胃，而病不解耳。①

（廿四）发汗后恶寒者，虚故也。表解恶寒，则为阳虚。不恶寒，反恶热者，实也。热盛故反恶热，在经在腑皆然。此指腑说，故云实。当和胃气，与调胃承气汤。原与《太阳篇》第廿九条连，今割移此。②

（廿五）阳明病，发热汗多者，急下之，宜大承气汤。阳明内实，潮热汗出，今热不特潮，而且大发；汗不特出，而且多；是热极盛而津立亡，故当急下。不言胃实，省文也。或谓此症以救津液为急，即不内实，当急下。非也。内既不实，小承气可矣，何用大承气乎？③

（廿六）发汗不解，腹满痛者，徒虚胃液致实。急下之，宜大承气汤。④

（廿七）腹满不减，减不足言，言即减一二分，亦算不得减也。当下之，宜大承气汤。⑤

（廿八）病人不大便五六日，绕脐痛，屎结在此。烦躁，发作有时，屎气或动或伏。此有燥屎，故使不大便也。⑥

---

① 赵本第248条。
② 赵本第70条。
③ 赵本第253条。
④ 赵本第254条。
⑤ 赵本第255条。
⑥ 赵本第239条。发作有时：赵本作"发作有时者"。

（廿九）伤寒吐后，腹胀满者，与调胃承气汤。吐后则邪不在上焦，故不用枳朴以重伤上焦之气。①

（三十）大下后，六七日不大便，烦不解，腹满痛者，此有燥屎也。所以然者，本有宿食故也，新食未燥可下而出，宿食已结虽下不出。宜大承气汤。②

（卅一）阳明病，不吐不下，未经分消，邪聚中焦可知。心烦者，与调胃承气汤。③

（卅二）病人小便不利，大便乍难乍易，小便不利则转渗大肠，屎之未燥者，得润而流利。已燥者，不动而阻留也。若无燥屎，则但有易而无难矣，此最易辨。时有微热，即潮热也。喘热乘肺。冒热乘心。不能卧者，有燥屎也，宜大承气汤。④

（卅三）伤寒四五日，脉沉而喘满，沉为在里，而反发其汗，津液越出，大便为难，表虚里实，久则谵语。⑤

（卅四）夫实则谵语，虚则郑声。郑声，重语也。谵语，轻疾响亮。郑声，重滞低微，且断续含糊而不清。虚谓虚热，非虚寒。⑥

（卅五）阳明病，其人多汗，以津液外出，胃中燥，大便必硬。硬则谵语。小承气汤主之。若一服谵语止。更莫再服。⑦

（卅六）阳明病，谵语，有潮热，不能食者，胃中有燥屎

---

① 赵本第249条。

② 赵本第241条。

③ 赵本第207条。与调胃承气汤：赵本作"可与调胃承气汤"。

④ 赵本第242条。

⑤ 赵本第218条。

⑥ 赵本第210条节录。赵本作："夫实则谵语，虚则郑声。郑声者，重语也。直视谵语，喘满者死，下利者亦死。"

⑦ 赵本第213条。更莫再服：赵本作"更莫复服"。

五六枚也。肠胃皆实。若能食者，但硬耳，肠实胃虚。宜大承气汤。后证当用调胃承气。①

（卅七）伤寒十三日不解，表仍在。过经，既过，阳明则解矣。谵语者，以有热也，胃有热结。当以汤下之。若小便利者，大便当硬，而反下利，脉调和者，知医以丸药下之，仲景言凡服下药，用汤胜丸，故每诋丸药，丸药见少阳十六条。非其治也。小便利，大便硬，当以汤下，下则利，邪尽利自止，若用丸药，不能荡涤净尽，故利不止，不止由用丸，非由虚寒，故脉不微细而调和也。调和，谓脉与症合耳，非真和平也。若自下利者，脉当微厥。若是寒利，脉当微，手足厥。今反和者，此为内实也，调胃承气汤主之。燥屎尚在，故用芒硝。②

（卅八）伤寒若吐若下后，不解，不大便，五六日上至十余日，日晡所未申之间。发潮热，不恶寒，独语如见鬼状，若剧者，发则不识人，循衣摸床，惕而不安，循衣摸床，及撮空理线，皆病势已剧，虽心昏无知，而神无依倚，惕然不安，故有此候。微喘，直视，脉弦者生，弦，犹长也。一说弦当作滑，观第五二条可见。涩者死，微者对剧言。但发热谵语，大承气汤主之，若一服利，止后服。③

（卅九）发汗多，若重发汗者，亡其阳，当作亡津液看。谵语脉短者死，互上条"弦生"意。脉自和者，不死。注：见上卅七条。④

---

① 赵本第215条。不能食者：赵本作"反不能食者"。宜大承气汤：赵本作"宜大承气汤下之"。

② 赵本第105条。赵本作"伤寒十三日，过经谵语者，调胃承气汤主之。"

③ 赵本第212条。"但发热谵语，大承气汤主之，若一服利，止后服。"赵本作"但发热谵语者，大承气汤主之，若一服利，则止后服。"

④ 赵本第211条。

（四十）直视谵语，喘满者死，直视，肾绝；喘气，上脱。下利者亦死。下脱。①

（四一）伤寒六七日，目中不了了，犹云不了了。睛不和，半开半合，黑白不明，为不和，然尚能转动，不若直视之定而不动，死而不活，然亦急矣。无表里证，里字衍。大便难，身微热者，此为实也，急下之，宜大承气汤。目者，肾之真精。精亡则不慧，急下以存阴精，迟则直视而不可救矣。②

此各条，详论腑病。凡蒸热、恶热、汗多、腹满痛、烦躁、喘冒、不卧、谵语、潮热、不食、循衣摸床、直视、目不了了、睛不和，皆腑实之征也。

病在腑，则宜下矣。然下以下其腑，若邪未入腑而在表，在上焦亦然。则不可下，故表里宜辨也。下以下其实，若虽入腑而不实，亦不可下，故硬溏宜别也。下以下其热，若便虽结而非热，亦不可下，故里气宜审也。详于下。

（四二）腹满而喘，有潮热者，此外欲解，可攻里也，手足濈濈汗出者，成注：津液足，则周身汗出；不足，则独手足汗出。愚谓：脾胃主四肢，亦主肌肉，手足且汗，当无处不汗，或表将解未解间，身上无汗耳。此大便已硬也，汗出胃干也。大承气汤主之。若汗多而微发热恶寒者，外未解也。其热不潮，未可与承气汤。若腹大满不通者，表虽未解，而里甚急。可与小承气汤，微和胃气，勿

---

① 赵本第210条节录。赵本第210条："夫实则谵语，虚则郑声，郑声者，重语也。直视谵语，喘满者死，下利者亦死。"

② 赵本第252条。

令大泄下。此当双解，以表邪原微，故只从内治。①

（四三）汗出详下文风字，过经字，则此乃太阳中风症也。谵语者，以有燥屎在胃中，此为风也。太阳中风。须下者，太阳不应下，以胃实须下。过经过太阳经入胃也。乃可下之，以表虚表解无邪之意。里实故也，下之则愈，宜大承气汤。下之太早，语言必乱。二句原在"乃可下之"句下，今移此。表热内陷，乱其神明也，未谵且谵，况已谵乎？②

（四四）阳明病，下之，其外有热，手足温，若是里实，外无热，手足亦汗出而和。今若此，则尚在经，而下之早矣。不结胸，心中懊憹，热邪内陷，幸不结胸，而但上扰。饥不能食，胃虚故饥，热格故不能食。但头汗出者，邪欲上越。栀子豉汤主之。吐中有发散之意，故不加表药。③

（四五）病人烦热，表未解也。汗出则解，又如疟状，表邪未尽出，入于半表半里，盖去表入里之机也，详《太阳篇》四一条。日晡所发热者，属阳明也。余热入胃。脉实者，宜下之，脉浮虚者，余邪还表。宜发汗。下之与大承气汤，发汗宜桂枝汤。依太阳经四一条，当用桂枝二麻黄一汤。④

（四六）阳明病，心下即膈。硬满者，不可攻之。不同结胸

---

① 赵本第208条节录。参见乐本（六四）条。赵本第208条"腹满而喘"前有"阳明病，脉迟，虽汗出，不恶寒者，其身必重，短气"句。濈濈：赵本作"濈然"。若汗多而微发热恶寒者：赵本无"而"字。可与小承气汤：乐本脱"气"字，据赵本补。

② 赵本第217条。下之则愈：赵本无"则"字。下之太早，语言必乱：赵本作"下之若早，语言必乱"。

③ 赵本第228条。而下之早矣："早"，原作"左"，文义不通，当作"早"。胃虚故饥："饥"原作"肌"，文义不通，当作"饥"。

④ 赵本第240条。

之兼痛，故不可下。攻之利遂不止者死，胸膈尚属太阳、少阳部分，邪在上焦，未入于胃，攻之则上热下陷，气随利脱也。利止者愈。①

（四七）伤寒呕多，邪在上焦。虽有阳明症，大便实也。不可攻之。邪未全入腑，故不可下。②

（四八）食谷欲呕者，属阳明也，此指胃寒不纳食言。吴茱萸汤主之。得汤反剧者，属上焦也。此则属太阳、少阳热攻之呕矣。热攻之呕，即不食时亦呕，当从《合病篇》第四条法治之。③

（四九）阳明中风，口苦，少阳症。咽干，太阳阴症。腹满，微喘，阳明证。发热恶寒，脉浮而紧，太阳证。若下之，则腹满外邪内陷。小便难也。液被夺也。④

（五十）阳明病，脉浮而紧，太阳未解。咽燥，太阴脉挟咽。口苦，阳明脉挟口。腹满而喘，胃热。发热，即第二条所云"身热"，盖阳明在经之热也。汗出，不恶寒，反恶热，身重。此太阳虽解，而阳明经邪尚滞，故身重，则是经腑俱热矣。若发汗则躁，在经宜汗，而热已入腑，发汗则液涸，故燥。心愦愦反谵语。"反"字疑衍。若加烧针，必怵惕烦躁不得眠。若下之，则胃中空虚，客气动膈，热在经，故虽入腑而未实，下则经热内陷。心中懊侬，舌上苔者，栀子豉汤主之。热在上，故吐之。若渴欲饮水，口干舌燥者，白虎加人参汤主之。津液已耗，用此清热生津。凡阳明症，热入内而腑不实，宜此汤清之，详《太阳篇》四八至五二，及《合病篇》第九条。若脉浮发热，渴欲饮水，小便不利者，蓄为湿热。猪苓汤主

---

① 赵本第205条。

② 赵本第204条。虽有阳明症：赵本作"虽有阳明证"。

③ 赵本第243条。食谷欲呕者：赵本无"者"字。

④ 赵本第189条。

之。阳明病，汗出多而渴者，不可与猪苓汤。以汗多胃中燥，猪苓汤复利其小便故也。观此数句，则小便不利，必汗少乃可与猪苓汤，若汗多须用白虎矣。①

此数条，见未入腑之不可下也。在经、在上焦，均为未入。

（五一）阳明病，潮热，大便微硬者，"微"字疑衍。可与大承气汤；不硬者，不可与之。若不大便六七日，恐有燥屎。欲知之法，少与小承气汤，未定大承，且先于此，下条同意。汤入腹中，转矢气者，矢气，屁也。此有燥屎，屁出而屎不出，因小承气无芒硝，不能软坚；且少与，不能动也。乃可攻之。若不转矢气，此但初头硬，后必溏，屎本溏，则易动，一动则与屁俱出，故无先出之屁也。一说燥屎不粘肠，有空隙，屁能出，溏则粘肠无空隙，故屁不能出，亦通。不可攻之，未实则热尚散漫不聚。攻之必胀满而不能食也。下则胃虚，气不运而胀满。欲饮水者，津液因下而虚，故欲水。与水则哕，胃气弱，为水寒遏闭，故哕。其后发热者，余热至此又结。必大便硬而少也，纵胃实，但前已下，则虽硬亦少。以小承气汤和之。不转矢气者，慎不可攻也。申前戒。②

（五二）阳明病，谵语发潮热，脉滑而疾者，小承气汤主之。因与一升，腹中转矢气，更与一升，若不转矢气，勿更与之。恐是溏屎，应俟之耳。明日不大便，此句承"更与一升"来，俟至明日而不出，则是硬结之甚，当用大承气矣。脉反微涩者，里虚也，津液为热耗尽，真阴已虚，故滑疾之脉变为微涩也。为难治，邪实正虚。

---

① 赵本第221、222、223、224条。"若加烧针"赵本作"若加温针"。
② 赵本第209条。此有燥屎：赵本作"此有燥屎也"。若不转矢气：赵本作"若不转矢气者"。攻之必胀满而不能食也：赵本无"而"字。必大便硬而少也：赵本作"必大便复硬而少也"。

不可更与承气汤也。虑邪去而正亦尽。^①

（五三）阳明病下之，心中懊憹而烦，胃中有燥屎者，可攻。若腹微满，初头硬，后必溏，不可攻之。若有燥屎者，宜大承气汤。^②

（五四）得病二三日，脉弱，无太阳、柴胡证，烦燥，心下硬，即腹满。至四五日，虽能食，则胃尚空虚未实，加以脉弱，似不可下。以小承气汤，少少与，微和之，令小安，然便已结于肠中，则不可用大承气攻者，无妨用小承气和也。至六日，与承气汤一升。若不大便，六七日，小便少者，虽不能食，但初头硬，后必溏，未定成硬，攻之必溏；须小便利，屎定硬，乃可攻之，宜大承气汤。不能食，似胃实可攻，然小便少，则或转渗肠胃而溏，应俟其自出耳。^③

此数条见虽入腑，而不实，亦不可攻也。按：下以下其热，非徒下其屎也。然以屎结为热聚之征，故必硬乃可下之。但亦有虽不硬，而所出臭秽如酱者，自是热极，必待其结，有腐烂肠胃而死耳，此固宜清，或亦须下，不可泥也。盖热垢与寒溏，色臭不同，当辨之。又有所下纯是青黄水者，乃燥屎挡塞，故水从旁溜下而无糟粕，与中寒下利清谷不同，此亦宜下，见《少阴篇》第卅五条。

（五五）阳明病，指经。本自汗出，医更重发汗，病已差，经解。尚微烦不了了者，此大便必硬故也。以亡津液，胃中干燥，故令大便硬。当问其小便日几行。若本日三四行，今日再

---

① 赵本第214条。因与一升：赵本作"因与承气汤一升"。腹中转矢气：赵本作"腹中转气者"。更与一升：赵本作"更服一升"。若不转矢气：赵本无"矢"字。明日不大便：赵本作"明日又不大便"。

② 赵本第238条。若腹微满：赵本无"若"字。

③ 赵本第251条。烦燥：赵本作"烦躁"。

行，故知大便不久出，为小便数少，以津液当还入胃中，故知不久必大便也。热从汗泄而内无热，硬因液亡，非由热结，故不用下。①

（五六）阳明病，自汗出，若发汗，小便自利者，此为津液内竭，虽硬不可攻之，当须自欲大便，宜蜜煎导而通之，若土瓜根，及与大猪胆汁，皆可为导。此互上条，见若小便多宜用导法也。然必屎已下，将近肛门，乃可用。若尚结滞回肠中，恐导亦不通，宜与润肠利便之药。②

（五七）太阳病，若吐若下若发汗，微烦，小便数，大便因硬者，与小承气汤和之则愈。此互上二条，见无己则用小承气和，不可用大承气攻也。③

（五八）太阳病，寸缓关浮尺弱，即伤风浮缓之谓。其人发热汗出，复"复"字衍。恶寒不呕，脉症皆属表。但心下痞者，此以医下之也。引邪内入，痞塞心间。若其不下者，若非由下而痞。病人不恶寒而渴者，此转属阳明也。则是热自入里，而尚浮漫于心间，故痞满耳。小便数者，大便必硬，不更衣十日，无所苦也，便结由尿多，非有实邪在胃，故虽日久，而无热攻满痛之苦。渴欲饮水，宜少与之，但以法救之。渴者，宜五苓散。末句疑错简，以小便数，大便硬，不应用五苓也。《金鉴》云："但以法救之"当作"若小便不利"，盖此症不急，"救之"二字无谓。且小便不利而渴，与五苓相合也。④

---

① 赵本第203条。此大便必硬故也：赵本作"此必大便硬故也"。若本日三四行：赵本作"若本小便日三四行"。为小便数少：赵本作"今为小便数少。"

② 赵本第233条。及与大猪胆汁：赵本无"与"字。

③ 赵本第250条。若吐若下若发汗：赵本此句有"后"字。与小承气汤和之则愈：赵本无"则"字。

④ 赵本第244条。若其不下者：赵本作"如其不下者"。宜少与之：赵本作"少少与之"。

此数条，见便虽结而非热，亦不可下也。盖便结由于液亡，下之固重夺其液，而便结不由热聚，下之复虚寒其中，故不可耳。夫无热且不可下，况复胃寒如下文所云乎？

（五九）阳明病，若能食，名中中即伤也，下同。风，不能食，名中寒。此阳明本经自受风寒之伤，非自太阳传来者。若自太阳传来，则在太阳时，已有有汗、无汗，及脉之或缓、或紧可辨，何用至此时乃以能食与否为别乎？且果自太阳传来，则在太阳时，早以郁成热症，而后传到阳明，无论为风为寒，悉皆属热，亦无烦分辨矣！诸家皆以此条为风传、寒传之辨，谬甚！此经病及腑之症。盖饮食胃腑主之，若邪不入腑，则饮食如常，无能食、不能食之别矣。中风热多，中寒寒多，已见《太阳篇》第五条注中。然则风即热也，胃热则运动速而能消谷，俗名火嘈是也。寒则凝滞不能消运，故以此为辨。然中风能食，但以初病时言耳。若病之久，热甚而胀满，则又不能食矣，宜知。"不能食"句，合下数条看，乃胃寒也，此从本经直中本腑者，人止知阴经有直中之证，而不知阳经亦有直中之证，故特明之。胃寒有二，一为其人本来胃寒，而外寒直中之；一为其人本来胃寒，而传经之热虽内入，亦仍不改其为寒，须辨。①

（六十）阳明病，不能食，攻其热必哕。所以然者，胃中虚冷故也，胃寒也，虽有传经之热入客腑中，亦不可攻。以其人本虚，故攻其热必哕。哕，干呕也。②

（六一）脉浮而迟，表热里寒，此句见胃冷之得属阳明证者，以胃自冷，经自热耳。下利清谷者，四逆汤主之。若胃中虚冷不能食者，饮水必哕。况用寒药下之乎？③

---

① 赵本第190条。

② 赵本第194条。

③ 赵本第225、226条。饮水必哕：赵本作"饮水则哕"。

（六二）阳明病，脉迟，胃冷。食难用饱，胃寒不运，饱则填滞。饱则微烦头眩，中焦填塞不运，故气郁而上冒。必小便难，中焦塞，则下焦亦不通。此句包有腹满在，气不行也。此欲作谷瘅。瘅，黄也。中焦填塞，升降失职，则水谷不行，郁而成黄也。虽下之，腹满如故。中益虚寒不运。所以然者，脉迟故也。阳明病，单指不大便言，非有潮热烦渴等证也，下条同。①

（六三）阳明病，若中寒不能食，小便不利，中寒不能运化水谷。手足濈然汗出，人之汗，以天地之雨名之。阴盛则寒而雨多，胃主四肢，胃寒则手足冷汗大出，此其义也。然手足汗出，似胃实便硬之症，故下辨之。此欲作固瘕，瘕，大瘕泄也，即溏泄。固者，久而不止也。又瘕者积聚之名，言胃中寒湿积聚坚固也。必大便初硬后溏。寒凝暂硬，水渗终溏。所以然者，以胃中冷，水谷不别故也。上条湿外达，经热蒸而成黄。此条湿内蓄，汗泄者无几，故积聚坚固，久而下泄也。②

此数条，见胃寒之益不可下也。水蓄则为湿，湿蒸则成黄，详下文。

（六四）阳明病，脉迟，素禀阴湿，故脉迟滞。虽汗出不恶寒者，其身必重，表虽解，而湿之滞于经者盛，故重。短气。湿气上壅而喘。一说，汗出不恶寒，虽表已解，而其人脉迟，气素不充，故身不能运而重，且气乏而短促也。此本冠上四二条作一条，以文气不属，知为错

---

① 赵本第195条。中焦填塞不运："塞"，原作"寒"，文义不通，当作"塞"。

② 赵本第191条。

简，故割置于此。①

（六五）阳明病，初欲食，胃肠未愈，应能运行水道矣。小便反，不利，应渗大肠为泄。大便自调，言不溏也，则水停为湿矣。其人骨节疼，湿滞也。翕然如有热状，经热因湿而不盛，故但如有。奄然忽然。发狂，湿热欲化汗出，必先作动，心神忽烦躁而不宁，非真狂也。濈然汗出而解者，此水不胜谷气，与汗共并，共出也，谷气即胃气，气强则湿热不能留，若胃气虚冷，则或为谷疸，或为固瘕，如上二条矣。脉紧则愈。紧字疑误。常器之云：一本作脉去则愈，合两本参之，当是脉紧去则愈也。②

（六六）阳明病，发热汗出者，此为热越，越，散也。言热得汗而泄越于外。不能发黄也。但头汗出，身无汗，剂颈而还，小便不利，渴饮水浆者，此为瘀热在里，身必发黄，茵陈蒿汤主之。③

（六七）阳明病，无汗，小便不利，心中懊恼者，身必发黄。湿热内郁。④

（六八）阳明病，面合赤色，合，通也。经热上壅，故面通赤。不可攻之，必发热色黄，小便不利也。不汗而攻，经热不泄，加以小便不利，故蒸湿发黄。⑤

---

① 赵本第208条节录。参见乐本（四二）条。赵本第208条于"短气"后有"腹满而喘，有潮热者，此外欲解，可攻里也，手足濈濈汗出者，此大便已硬也，大承气汤主之。若汗多而微发热恶寒者，外未解也。其热不潮，未可与承气汤。若腹大满不通者，可与小承汤，微和胃气，勿令大泄下"句。

② 赵本第192条。翕然如有热状：赵本作"翕翕如有热状。"

③ 赵本第236条。

④ 赵本第199条。

⑤ 赵本第206条。面合赤色：赵本作"面合色赤"。必发热色黄：赵本作"必发热色黄者"。

（六九）阳明病，被火，则益助热。额上微汗出，小便不利者，必发黄。热盛不外泄，不下渗，而惟上蒸，未有不蒸湿发黄者。①

（七十）伤寒瘀热在里，里指肌肉，非胃腑也。热因湿滞。身必发黄，麻黄连翘赤小豆汤主之。用麻黄，表未解也。②

此数条，详湿黄证。有蓄水，亦有蓄血，详下文。

（七一）阳明症，其人喜忘者，必有蓄血。蓄血则气不通，心窍亦闭，故重则发狂，轻则如狂，更轻则喜忘也。酬应问答，必失其常矣。所以然者，本久有瘀血，故令喜忘，屎虽硬，大便反易，色必黑，血与屎并，故易出而色黑。燥结亦有屎黑者，必晦如煤，与此黑粘如漆者不同。宜抵当汤下之。张隐庵曰：太阳以膀胱为腑，故验小便。阳明以肠胃为腑，故验大便。不用桃核承气，以久瘀也。喻云：太阳少血，阳明多血，较难动，故用抵当。按：此亦或随症轻重施治，不必泥也。③

（七二）病人无表里证，"表"字衍。发热七八日，虽脉浮数者，"虽"字衍。可下之。"可"上当有"不"字。假令已下，脉数不解，合热，脉数不解，表热仍在，又因误下，引热内入，是内外合热也。则消谷善饥，至六七日，不大便者，有瘀血也，消谷善饥，则非屎结胃满，而不大便者，为血瘀可知。宜抵当汤。若脉数不解，而下利不止，必协热而便脓血也。④

（七三）阳明病，下血谵语者，此为热入血室也，热入不随血出，而上蒸也。但头汗出者，刺期门，随其实而泻之，濈然汗

---

① 赵本第200条。

② 赵本262条。身必发黄：赵本无"发"字。

③ 赵本第237条。阳明症：赵本作"阳明证"。本久有瘀血：赵本作"本有久瘀血"。色必黑：赵本作"其色必黑者"。

④ 赵本第257、258条。则消谷善饥：赵本作"则消谷喜饥"。而下利不止：赵本无"利"字。

出则愈。详《少阳篇》中。男子下血谵语，亦为热入血室。①

此三条，论血证。以上论证治详矣，治之不误，则病自解，详于下。

（七四）阳明病，欲解时，从申至戌上。申酉戌，阳明旺时。②解则不传，不解则传，详于下。

（七五）阳明病，发潮热，大便溏，小便自可，潮热虽入腑，而大便溏，小便自可，则腑未实，邪未全归，故仍从经传。胸胁满，不去者，传少阳矣。小柴胡汤主之。③

（七六）阳明病，胁下硬满，不大便而呕，舌上白苔者，可与小柴胡汤。上焦得通，热解而上焦和，胎呕自除。津液得下，下散不结，胁硬可除，而大便亦下矣。胃气因和，大便通也。身濈然而汗出解也。此承上条言。即使大便不行，而硬满在胁不在腹，是胃终未实也。况呕为邪初入胃，又胎白未黄，故不用大柴胡。④

---

① 赵本第216条。此为热入血室也：赵本无"也"字。

② 赵本第193条。

③ 赵本第229条。七五：原作"七八"，误，当为"七五"。小柴胡汤主之：赵本作"与小柴胡汤"。

④ 赵本第230条。身濈然而汗出解也：赵本作"身濈然汗出而解"。

伤寒论近言·卷四

南海何梦瑶报之辑

◎少阳篇

少阳近里，病则经腑相连，难于分别，非如太阳、阳明，见尿蓄而指为膀胱，见便结而指为胃实，确然可据也。且病在膀胱可利之，在胃可下之，内疏与表散不同，故须分讲。若邪居少阳，半表半里，出入无路，惟有小柴胡和解一法，经热解，胆热亦清，治法既已从同，则经腑又可无庸分别矣。此本篇不复细详也，然热之浅者止在经，深者必在胆，又未尝不可于口苦、目眩诸证中，察别其表里耳。

（一）少阳之为病，口苦，咽干，目眩也。苦干，火上炎也。目眩风火扇摇也。《经》云：胸胁痛，耳聋，少阳脉起目锐眦，从耳后入耳中，挟咽，其支者下胸，循胁。[1]

（二）伤寒中风，五六日，"中风"字，原在"五六日"下，今移在上。往来寒热，有风寒直入少阳者，有太阳传入，而表之风寒不

---

① 赵本第263条。

解者，均半表有寒，半里有热，寒热相拒，各无进退，是为两持。寒从表散，热从里解，是为和解。表寒胜而身寒，里热胜而身热，彼胜此复，此进彼退，是为往来。若传至少阳而表寒已解者，则但有里热，无表寒，无所谓往来也。故下文言"但见一证便是，不必悉具。"太阳阳明，无往来寒热者，寒浅在皮毛间，未能深入而与热争，不得相为胜复也。**胸胁苦满**，少阳经脉，下胸循胁，热邪居之，故满。胸胁满，是胸膈及胁肋间胀满，非心下满与腹满也。**嘿嘿**，意不乐而不欲语也，肝胆之气不舒畅，故不乐。**不欲食**，木邪妨土也。**心烦喜呕**，火逆则呕，又痰饮上逆也。**或心中烦而不呕，或渴，或腹中痛，或胁下痞硬，或心下悸，小便不利，或不渴，身有微热，或咳者，小柴胡汤主之。伤寒中风，有柴胡证，但见一证便是，不必悉具。**①

（三）**血弱气尽**，犹云营卫虚弱。**腠理开**，邪气指风寒。**因入，与正气相搏**，正气被郁则为热。**结于胁下**，邪正分争，**往来寒热，休作有时**，此申往来寒热及胁下痞满。"有时"，言有休时、有作时耳，非谓如疟疾之有定期也。**默默不欲食，脏腑相连，其痛必下，邪高痛下，故使呕也，小柴胡汤主之。**此明不欲食及腹痛与呕，三者属里，少阳半表半里，不应有此，不知经络自与脏腑相连，故胃亦满而不欲食，且热冲而呕，邪高在腑也，气滞腹痛，痛下在脏也，腹为太阴脾土所主，故曰脏。②

此三条，揭少阳之证，而主以小柴胡也。

---

① 赵本第96、101条。伤寒中风，五六日：赵本作"伤寒五六日，中风"。不欲食：赵本作"不欲饮食"。或心中烦而不呕：赵本作"或胸中烦而不呕"。

② 赵本第97条节录。赵本于"小柴胡汤主之"后接"服柴胡汤已，渴者，属阳明，以法治之。"邪正分争：赵本作"正邪分争"。默默不欲食：赵本作"嘿嘿不欲饮食"。

（四）少阳中风，两耳无所闻，即《内经》所云耳聋。目赤，皆风热上壅之故。胸中满而烦者，胆经支脉下胸循胁。不可吐下，吐下则悸而惊。津液伤而热邪逼乱神明。少阳经热近里易陷，木邪乘心，故惊悸，又胆热血虚亦惊。①

（五）伤寒脉弦少阳本脉。细，"细"字疑衍。头痛发热者，属少阳。头痛发热，太阳也，何以属之少阳？盖必有目眩、耳聋等证耳。又少阳头痛多在两角，可辨。少阳不可发汗，发汗则谵语，胃燥则热。此属胃，至谵语，则又属胃矣。胃和言用药以和之也，大柴胡汤可用。则愈，不和则烦而悸。热甚而心液虚。②

（六）凡柴胡汤病证而下之，若柴胡症不罢者，幸无他变。复与柴胡汤，必蒸蒸发热貌。而振，战也。却发热汗出而解。下则内虚，故解先战。

（七）本太阳病不解，转入少阳者，胁下硬满，干呕，不能食，往来寒热，柴胡证具。尚未吐下，未经误治。脉沉紧者，"紧"当作"弦"。兼沉者，邪偏于半里矣。与小柴胡汤。若已吐、下、发汗、温针，是沉为误治，而邪入里也。谵语，邪陷阳明胃腑。柴胡症罢，此为坏病，柴胡不中与矣。知犯何逆，以法治之。上文言谵语，是犯阳明也，可依阳明法，否须再审。③

此四条，明柴胡为主治，不可误用吐、汗、下等法也。夫误治由辨证不明，不明则应用柴胡而不用，或不应用而反误用。如下文所云矣。

（八）服柴胡汤已，渴者，属阳明也，以法治之。先不渴，

---

① 赵本第264条。

② 赵本第265条。

③ 赵本第266、267条。柴胡症罢：赵本作"柴胡汤证罢"。

服汤后反渴，是证已渐传胃腑，而医犹从少阳治，故不对证也。①

（九）太阳病，过经十余日，心下温温，热气泛沃之状。欲吐，极吐之后，余势犹尔。而胸中痛，胸为吐伤，故痛。大便反溏，溏由下所致，盖下之利不止也。欲吐胸痛，似实热症，大便应硬，今溏，故曰反。腹微满，燥屎尚留。郁郁微烦，先此时自极吐下者，与调胃承气汤。既经吐下，何故尚烦满欲吐？则以燥屎未尽，留中作扰耳。若不尔者，若未经吐下。不可与。恐欲吐乃少阳喜呕之证，而烦满微溏，乃木郁侵土所致，应属小柴胡也。但欲呕，胸中痛，微溏者，此非柴胡汤证，以呕故知极吐下也。以其人欲呕之故问之，知为先极吐下所致，则知非少阳本证也。此转承调胃承气来，言所以用承气不用柴胡之故。②

（十）得病六七日，脉迟浮弱，恶风寒，此太阴病，而太阳风寒未解也，迟弱即湿土之缓脉，非少阳之弦数可知。浮而恶寒，则兼表耳。手足温，太阴谛矣。医二三下之，表热陷矣。不能食，热入而满。而胁下满痛，又兼少阳。面目及身黄，热蒸脾湿。颈项强，颈项强，太阳未解，或兼阳明也。小便难者，数下夺液。与柴胡汤。后必下重，治少阳而太阴湿热不除。本渴，数下夺液也。而饮水呕者，湿气上逆。柴胡不中与也，柴胡本治少阳热呕，不能治太阴湿呕也。食谷者哕。此句疑错简。③

此证非少阳而误用柴胡者，其与应用而不用，均不能辨证耳。然亦有知为少阳而不得便用柴胡如下条者。

（十一）伤寒阳脉涩，营卫不通。阴脉弦，木邪克土。法当腹

---

① 赵本第97条。
② 赵本第123条。
③ 赵本第98条。而饮水呕者：赵本作"本渴饮水而呕者"。

中急痛者，先用小建中汤，以补营卫，缓中急。不差者，中已建，腹痛已除，而柴胡证仍在也。与小柴胡汤主之。①

此因其人本虚，故虽证属少阳，而不得便与柴胡也，则柴胡不可轻用矣。乃用之而当，不特少阳应用，即兼别经亦可用之，如下文所举是已。

（十二）伤寒四五日，身热恶风，太阳证。头项强，太阳阳明证。胁下满，手足温而渴者，少阳阳明证，三阳兼病。小柴胡汤主之。当去半夏，加瓜蒌根。三阳合病，热已及里，若用辛甘发散，必致谵语，如《合病篇》所云，故用此清解之。②

（十三）伤寒五六日，已发汗，观下文，则表仍未解。而复下之，热内陷。胸胁满，入少阳。微结，不至如结胸之甚者，以邪从汗衰，热之内陷原微也。又须合下条"有表复有里"句参之。小便不利，亡液。渴而不呕，无痰饮也。但头汗出，热上攻。往来寒热，心烦者，此为未解也，柴胡桂枝干姜汤主之。解半表之邪，散半里之结。人身腹属里，背属表，少阳经行身侧为半表半里，故多胁痛证。又膈下属里，上属表，少阳居清道，协乎膈间，亦为半表半里，故多胸满证。又皮肤为表，胸中为里，邪在胸，又分浅深，深则为结胸，结于胸里也，浅为微结，结于胸之外廓耳。③

（十四）伤寒五六日，头汗出，微恶寒，表未解也，互上条。手足冷，热郁不宣于四肢也。心下满，口不欲食，大便硬，热结。脉细者，脉不甚大，则热微而结亦微。此为阳微结，必有表复有里

---

① 赵本第100条。先用小建中汤：赵本作"先与小建中汤"。与小柴胡汤主之：赵本无"与"字。

② 赵本第99条。头项强：赵本作"颈项强"。

③ 赵本第147条。

也，若表解热尽入里，则结必甚，今尚带表，则热未全入，故但微结也。脉沉亦在里也，脉细类乎阴结，加以沉更类矣。汗出为阳微结。以头汗，知为阳微结。假令纯阴结，不得复有外证，往来寒热，口苦目眩等证。悉入在里。此为半在表，半在里也。脉虽沉紧，不得为少阴病。少阴，即上纯阴。所以然者，阴不得有汗，里寒则外无汗。今头汗出，故知非少阴也，可与小柴胡汤。双解表里，而结亦散。设不了了者，得屎而解。热虽散不结，而已硬之便未尽出故也，此条辨微结之带表，与热悉入里而结之甚者不同，但悉入里而内结，又有阴阳之分，因并辨其是阳非阴也。恶寒肢冷脉沉细，俱似少阴症，以头汗出辨之耳。①

（十五）太阳病，过经十余日，入少阳。反二三下之，后四五日，柴胡证仍在者，先与小柴胡汤。呕不止，心下急，郁郁微烦者，为未解也，与大柴胡汤，下之则愈。用小柴胡，则木气得舒，呕应止，而不止，则腑已结，下不通而上干故也，当参第九条及《阳明篇》四七条，彼邪在膈而呕，此邪结胃而呕也。②

（十六）伤寒十三日不解，太阳仍在。胸胁满而呕，入少阳。日晡所发潮热，入胃便实。已而微利，即下文"丸药下之"，而利不止也。此本柴胡证。当用大柴胡双解表里。下之而不得利，下则利矣，然邪尽，利亦止。今反利者，知医以丸药下之，非其治也。丸药，许学士所云巴豆小丸子，强逼溏屎而下者也，不能尽去结屎，故微利不止。又不能散表邪，故曰非其治。潮热者，实也，先宜小柴胡以解外，胃虽实而少阳证仍在，故先用小柴胡。后以柴胡加芒硝汤主之。

---

① 赵本第148条。
② 赵本第103条。

芒硝软坚，已利故不用大黄。①

此举少阳之有兼证者，亦可用柴胡治之也。以上论少阳证治已详，而妇人则有热入血室一证，故下文特详之。

（十七）妇人中风，发热恶寒，得之七八日，入少阳矣，此句原文在"经水适来"下，今移此。经水适来，热除而脉迟身凉，热入血室故身凉，血滞故脉迟。胸胁下满，此下当有"其血必结"四字。如结胸状，血室冲脉，行于胁，热结故满。谵语者，血分热上乘心。此为热入血室也，当刺期门，血室厥阴所主，故刺以泻之。随其实而泻之。②

（十八）妇人伤寒发热，经水适来，昼日明了，夜则谵语，夜则阳入扰阴也，此互上条，见此证谵语与他证不分昼夜者有别。如见鬼状者，此为热入血室，无犯胃气，在血室不在胃，不可下也。及上二焦，血室在下也。必自愈。言即不刺期门，亦自愈，以已来之血，暂被热截，久之血行则热泄矣。③

（十九）妇人中风七八日，续得寒热，言先无寒热，至此时乃有也。发作有时，经水适断者，此为热入血室，其血必结，四字疑衍，当删。故使如疟状，发作有时，往来寒热，本少阳证，然发作无时，今有时者，缘热入血室，已有定舍，故每日气行阴分则发也。小柴胡汤主之。因无血结，故但清其热，不用刺法。④

---

① 赵本第104条。

② 赵本第143条。赵本作"妇人中风，经水适来，热除脉迟，胁下满，谵语，当刺期门。"

③ 赵本第145条。赵本作"妇人伤寒，经水适来，谵语，无犯胃气及上二焦，自愈。"

④ 赵本第144条。赵本作"妇人中风，七八日寒热，经水适断，血结如疟状，小柴胡汤主之。"

此论热入血室之证治。陶节庵云：冲脉为血之海，即血室，男女皆有之。张景岳曰：热入血室，或令血不行，宜随证治之。按：此则下血谵语，便是热入血室，不必寒热如疟，此缘有少阳症耳。又不必妇人，缘妇人有行经一节，经动则邪易乘耳。问此证阳明少阳俱言之，不识太阳三阴亦有是乎。曰：太阳主表，不应有此，即有血证，亦本经热瘀，所蓄者膀胱之血耳。故仲景于阳明少阳言之，以二经热近里也。夫近里者且有之，况三阴乎？且膀胱之血通乎血海，即谓太阳亦有此，无不可也。

少阳与三阴相接，少阳若解，则不传，不解则传矣。详下文。

（二十）伤寒三日，少阳脉小者欲已也。观此愈知第五条"细"字之误。①

（廿一）少阳病，欲解时，从寅至辰上。寅卯辰，木旺之时。②

（廿二）伤寒三日，三阳为尽，三阴当受邪，其人反能食，不呕，此为三阴不受邪也。表邪传里，里不和，则不能食而呕，今反之，故知不传。③

（廿三）伤寒六七日，无大热其人烦躁者，此为阳去入阴故也。④

---

① 赵本第271条。

② 赵本第272条。

③ 赵本第270条。

④ 赵本第269条。

◎阳经合病并病篇

喻嘉言《尚论篇》于三阳篇中摘出合病、并病，另标一篇，然各篇内，凡有邪涉他经，条中虽无合病、并病字样，要之非合即并耳。今从喻氏摘此数条，以见崖略，诸所未尽，仍于各篇求之可也。三阴亦多合并病，一隅三反，无烦另举。

（一）太阳病，背项强几几，旧注，几音殊，鸟之短羽者，不能飞腾，动则先伸其颈。几几然，状颈项强直不舒貌，《准绳》则谓《诗》"赤舃几几"①。注：几几，绚貌。绚，拘也。言拘者，取自拘持，使低目不妄顾视，此可想见背项拘强情状，当从《准绳》。反汗出恶风者，桂枝加葛根汤主之。几几，寒甚所致，应无汗，今汗出，故曰反。②

（二）太阳病，背项强几几，无汗，恶风者，葛根汤即桂枝加麻黄、葛根。主之。此二条，太阳、阳明合病也，有汗无汗，乃伤风伤寒之分，非有汗为表解也。太阳原有头项强痛证，而不至拘强不得顾视之甚，今若此，是太阳阳明并中风寒矣。缘阳明经脉，上项而合于太阳也。伤风主桂枝，加葛根以发阳明肌肉之汗。伤寒主麻黄，乃不用本汤加葛根，反用桂枝加麻黄葛根者，以麻黄汤无芍药，又加葛根恐大发泄也。又邪驻肌肉间，不上攻肺，故不用杏仁耳。病连阳明，即加葛根，否即不宜用，恐无故而泄肌肉之液，反致燥热也。③

（三）太阳与阳明合病，是太阳之发热恶寒，与阳明之目痛鼻干等症齐见也。他仿此。必自下利，葛根汤主之。两经齐病，热盛逼

---

① 赤舃几几：语出《诗经·国风·豳风·狼跋》中的"公孙硕肤，赤舃几几。"赤舃，指锡与金合做的鞋头饰物。

② 赵本第14条。背项：赵本作"项背"。

③ 赵本第31条。背项：赵本作"项背"。恶风者：赵本无"者"字。

其水谷下奔，但利由表邪，表解则利自止，且汗药升发，能提其下陷之气耳。①

（四）太阳与阳明合病，不下利，但呕者，热郁痰饮，不下注则上逆。葛根加半夏汤主之。②

（五）太阳与阳明合病，喘而胸满者，不可下，麻黄汤主之。以喘故用麻黄泄肺，杏仁降逆，不用葛根者，以葛根主泄肌肉之邪，今邪已壅高位，上乘乎肺，不在肌肉间，乃太阳多而阳明少之证也。上条阳明热多注胃，此条太阳热多注肺。③

（六）太阳与少阳合病，自下利者，与黄芩汤。利则经热内陷，故与此清之，不加表药者，必外已解，不然当加柴胡。若呕者，黄芩加半夏生姜汤。以治痰饮上逆。汪苓山云：太阳阳明合病，下利为在表，故宜汗。阳明少阳合病，自利为在里，宜下。此太阳少阳合病，自利为在半表半里，故与黄芩汤和解。④

（七）阳明少阳合病，必下利，其脉不负者，顺也。不负者，少阳虽弦，而阳明亦大也，恐利则土败，不败则邪从利去，而内无伤，故为顺，当用小柴胡加葛根、白芍。负者，失也，互相克贼，名为负也，脉滑而数者，不但不负，而且滑数。有宿食也，当下之，宜大承气汤。负则利必损脾，不负则利无损，若更邪实，则再下之亦无伤也。作三折看。⑤

---

① 赵本第32条。太阳与阳明合病：赵本无"与"字。必自下利：赵本无"下"字。

② 赵本第33条。太阳与阳明合病：赵本无"与"字。

③ 赵本第36条。太阳与阳明合病：赵本无"与"字。麻黄汤主之：赵本作"宜麻黄汤主之"。

④ 赵本第172条。

⑤ 赵本第256条。顺也：赵本作"为顺也"。

（八）三阳合病，脉浮大，浮太阳，大阳明。上，《金鉴》谓"上"当作"弦"。关上，关部也。但欲眠睡，胆热壅而神昏。目合则汗。即盗汗，热盛于经，必入扰乎阴。①

（九）三阳合病，腹满，热气且充塞于内矣。身重，难以转侧，邪滞经络。口不仁，不知味也，脾胃亦热。而面垢，热上蒸汗出多，故面垢。一云垢尘暗也，少阳热则面色尘晦不泽。谵语遗尿，热入膀胱，神昏而遗。遗尿有三，一为热甚而神昏无知，一为寒极而气不能摄，一为肾绝而神去不觉也。发汗则谵语，火得升发之势而愈炽。下之则额上生汗，下之则阴虚阳上越。手足逆冷，热以下而内陷，故手足冷，是为热厥。若自汗者，白虎汤主之。汗下皆不可，惟此清热一法耳，然必汗出表解而归于阳明，乃可用也。②

（十）阳明中风，脉弦少阳。浮太阳。大阳明。而短气，热壅喘促。腹都满，胁下及心痛，久按之，气不通，凡按之而通者，以气止聚一处，按之则散走他处，故通。今处处都满，则无地把注，壅闭甚矣。热攻故痛。鼻干，不得汗，嗜卧，凡热病，邪解则嗜卧，以阴气得复也。此之嗜卧者，则热盛而神气昏迷耳，其卧必带昏沉之意，与清爽者不同，或疑阳明症不得眠，此何故能卧，盖热则阳动而扰阴，故不卧。而热太壅盛，则反闭塞而不行，有壅塞而无搅扰，故又得卧也。一身及面目悉黄，小便难，有潮热，时时哕，气垂绝欲脱，上冲有声，此与寒遏阳气作哕者不同。耳前后肿，少阳脉行耳前后，热毒上攻故肿。刺之小差，刺以泄热，不单为耳肿。小差者，内热略减也。外不解，不得汗也。病过十日，脉续浮者，与小柴胡汤。外不解而不敢汗，

───────────────

① 赵本第268条。
② 赵本第219条。而面垢：赵本无"而"字。若自汗者：赵本作"若自汗出者"。

恐升炽也，故用刺，刺后仍不敢用汗，十余日脉浮，则热向外欲出，故用小柴胡双解之。云续浮者，则前之浮大弦已变为沉大弦可知矣。**脉但浮，无余证者，与麻黄汤。**曰"但浮"，则弦大已去可知，而上之续浮尚兼弦可知。此云"无余证"，则上之有余证可知。兼弦大而有余症，则里热未清，故用柴胡双解。弦大已去，又无余证，则热悉还表，而里已清，故可用麻黄从表治也。**若不尿，腹满，加哕者，不治。**此转承刺后言。若刺后小差，而脉不转浮，则热壅闭于内。前之小便难者，今竟不尿，时哕者更加哕，气化不行而垂绝，故不治。此三阳合病，经腑皆连之重证，与上条同。①

此上各条，论合病。两经三经同时齐病，谓之合病。

（十一）**二阳并病，太阳初得病时，发其汗，汗先出不彻，因转属阳明，续自微汗出，不恶寒。**太阳证罢，归并阳明矣。**若太阳证不罢者，**仍恶寒而无续得之汗。**不可下，下之为逆，**即太阳证罢，而阳明经病未入于腑，亦不可下，况太阳未罢乎？**如此可小发汗。**因前汗不彻，故再小汗之。**设面色缘缘**相因也，满面连接之意。**正赤者，**正赤，深赤也，阳明经脉行面。**阳气怫郁在表，**此则从前未经发汗者。**当解之熏之。**或用汗剂发散，或用麻黄等药煮汤熏蒸，不仅小发之而已。**若发不彻，**若但少发，而不解熏，是仍然不彻也。**不足言阳气怫郁不得越，当汗不汗，其人烦躁。**则不但热郁在表，且入于里而烦躁生矣。然则前言阳郁在表，岂足以尽之哉。盖当大汗而不汗，其人必且烦躁也。**不知痛处，**邪循经行，故痛无常处。**乍在腹中，**邪无出路，欲内攻矣。**乍在四肢，按之不可得，其人短气，**喘促也，热上壅故。**但坐以汗出不彻故也，更发其汗则愈。何以知汗出不

---

① 赵本第231、232条。一身及面目悉黄：赵本无"面"字。

彻？以脉涩故知也。《经》曰：涩者阳气有余，为身热无汗，盖热盛壅滞经脉故也。然虽涩而有力。①

（十二）二阳并病，太阳证罢，但发潮热，手足漐漐汗出，大便难而谵语者，下之则愈，宜大承气汤。②

（十三）太阳与少阳并病，头项强痛，太阳。或眩冒，少阳。时如结胸，心下痞硬者，当刺大椎，即百劳穴，主泻胸中诸热气，太少齐泻也。第一间，疑即商阳，在手食指内侧，主胸中气满，热病汗不出。肺俞，以泄太阳表热，肺俞与太阳通也。肝俞，以泄胆热，肝与胆合也。慎不可发汗，热已入内，忌升发也。发汗则谵语，邪乘燥入胃。脉弦。少阳邪盛。五六日谵语不止，刺期门。泻肝胆热也。③

（十四）太阳少阳并病，心下硬，颈项强而眩者，当刺大椎、肺俞、肝俞，慎勿下之。互上条。④

（十五）太阳少阳并病，而反下之，成结胸，心下硬，下利不止，水浆不下，其人心烦。负证。⑤

此上各条，论并病。两经三经，先后连病，谓之并病。

---

① 赵本第48条。
② 赵本第220条。
③ 赵本第142条。赵本作"太阳少阳并病，头痛眩冒，心下痞者，刺肺俞、肝俞，不可发汗，发汗则谵语，谵语不止，当刺期门。"
④ 赵本第171条。当刺：赵本无"当"字。
⑤ 赵本第150条。

伤寒论近言·卷五

南海何梦瑶报之辑

◎太阴篇

本篇文止八条，而寒热证分，经脏病别，大义已举，即有残缺，固可无憾也。三阴诸症，彼此互见，而各有定属。如腹痛自利，属之太阴，以太阴主腹，主水谷也。而少阴厥阴，亦有此者，缘经脏交通，相为挹注。痛利由本经病致者，则为自受之邪。由他经病致者，则为转注之邪，即与少阴厥阴之症同见。而本症自属之太阴耳，惟其彼此互见。故三阴之治，大概从同，惟其各有定属。故三阴之症，界限自别。医者知此，则病至能名，经纬不乱矣。

（一）太阴之为病，病兼直中寒症，传经热症言，下二篇仿此。腹满寒凝不运则满，热气填塞亦满，腹满即肚胀，较心下满位为低。而吐，食不下，自利益甚，"益甚"二字疑衍。时腹自痛。太阴脉入腹，属脾，络胃，邪在中，则腹满痛，上逼则吐，下迫则利也。若下之，必胸下结硬。寒证下之，则中阳益微而阴凝，热症似可下，不知热止在太阴，未入于胃，下则里虚不运，亦结。胸下即中脘，与阳邪陷入，结于高位者不同。《内经》云：嗌干，是言热证也，此条亦似指热症言，观时字可见。成注云：阴寒在内，则腹中常痛，此阳邪干里，故虽痛而不常是也。①

此揭太阴病证。后言太阴病者，指此证言也，然参下文，则自利不渴，脉缓，手足温，发黄，四肢烦疼，及内经之嗌干，皆属太阴见症。

（二）自利不渴者，属太阴，以其脏有寒也。当温之，宜四逆汤。②

此论寒症。

（三）伤寒脉浮而缓，手足自温者，系在太阴。太阴当发身黄，若小便自利者，不能发黄。详《阳明篇》第十二条。至七八日，虽暴烦，下利日十余行，必自止，热久欲从利解，将解之际，热势作动，故烦，犹将作汗者之先必烦也，但邪在表者从汗解，在里者从利泄耳。邪尽则利自止。以脾家实，秽腐当去故也。脾健则能运行秽腐，故为太阴之自利，不为阳明之燥结。大意言湿热若不从小便泄，即从大便泄，虽大便数行，不必虑也。③

（四）本太阳病，医反下之，因尔腹痛时满者，属太阴也，太阳误下，其逆多在胸胁上，此在腹，故属太阴。桂枝加芍药汤主之。桂枝升举阳邪，使仍从外出，倍芍药以清脾热。大实痛者，桂枝加大黄汤主之。凡三阴言下者，皆邪之转入胃而结者也。④

（五）太阴为病，脉弱，其人续自便利，设当行大黄芍药者，宜减之。以其人胃家弱，易动故也。⑤

---

① 赵本第273条。

② 赵本第277条。以其脏有寒也：赵本作"以其脏有寒故也"。宜四逆汤：赵本作"宜服四逆辈"。

③ 赵本第278条。秽腐：赵本作"腐秽"。

④ 赵本第279条。

⑤ 赵本第280条。

此数条，论热证。邪在三阴，必入于脏，其有止在于经者，仍从外解，摘出于后，少厥仿此。

（六）太阴病，脉浮者，可发汗，宜桂枝汤。[①]

此论经病。在经有二，一则邪初入经，未遽连脏，一则已入于脏，不从内解，日久正复邪衰，退还于经。

（七）太阴中风，四肢烦疼，阳微阴涩而长者，为欲愈。脾主四肢，脾经风热，故烦疼，阴被热耗，故涩，而阳微，则热亦退，但脉见不足，恐元气亦衰。若兼见长，则正气将复，故自愈。若作寒证看，则于微涩之阴脉中，时见一长，则阴消阳长，所谓阴病得阳脉则生也。[②]

（八）太阴病，欲解时，从亥至丑上。亥子丑，太阴旺时。[③]

◎少阴篇

太阴后天也，少阴先天也，邪入太阴，犹未犯本。热证尚借先天之水以苏涸，寒证尚借先天之火以回阳。若进逼少阴，则热之所烁者，天一之精液，寒之所凌者，坎中之真阳矣，根本摇动，生死尤关，临证者尚慎之哉。

（一）少阴之为病，脉微细，必沉。但欲寐也。寒证则阴盛阳衰，喜静恶动，又无热邪烦扰，故静而寐。热证神昏亦寐，但多昏沉之意。亦有脉微细者，缘热耗阴血，或热深而内伏也，但必带数。又有寒证而不得卧者，则阳神为阴所逼，飞动不安也，见下第十一条。又有热证而

---

① 赵本第276条。

② 赵本第274条。

③ 赵本第275条。八：原误作"七"，当为"八"。

不得卧者，阳邪烦扰故也，见下第卅一、卅三条。①

此揭少阴脉证。

（二）少阴病，脉沉者，必兼迟细。急温之，宜四逆汤。②

（三）少阴病，得之一二日，口中和，与《内经》所论口燥舌干之热证异矣。其背恶寒者，阳微可见。当灸之，附子汤主之。灸膈关以温表，灸关元以温里。③

（四）少阴病，身体痛，手足寒，骨节痛，脉沉者，附子汤主之。④

（五）少阴病，恶寒，身蜷而利，手足逆冷者，不治。阴盛而阳全无。⑤

（六）少阴病，下利，恶寒而蜷卧，若利自止，四字原文在上句上。手足温者，可治。⑥

（七）少阴病，四逆，恶寒，身蜷，脉不至不烦而躁者死。烦则阳尚在心胸间，不烦而躁，则阳已脱于外，故唯手足躁扰而已。⑦

（八）少阴病，恶寒而蜷，时自烦，欲去衣被者，可治。曰时曰欲，阳虽动，尚未外亡。⑧

（九）少阴病，吐利，手足厥冷，烦躁欲死者，吴茱萸汤

---

① 赵本第281条。

② 赵本第323条。

③ 赵本第304条。

④ 赵本第305条。

⑤ 赵本第295条。

⑥ 赵本第288条。恶寒而蜷卧，若利自止：赵本作"若利自止，恶寒而蜷卧"。

⑦ 赵本第298条。恶寒，身蜷：赵本作"恶寒而身蜷"。

⑧ 赵本第289条。

主之。①

（十）少阴病，吐利躁烦，四逆者死。上条言欲死，此言死，必其脉之已绝耳。一说，上条先逆冷而后烦燥，其逆冷为阴寒之本证，此四逆，是在躁烦之后，则为阳脱之征。②

（十一）少阴病，脉微沉细，但欲卧，汗出，阳欲外脱。不烦，但未上越。自欲吐，又将上越。至五六日，自利，加以下夺。复烦躁不得卧寐者，死。③

（十二）少阴病，下利止而头眩，时时自冒者死。上第六条，利止手足温可治，此言死者，阴亡于下，则阳脱于上，故浮动而眩冒，可见阳回利止则生，阴尽利止则死。④

（十三）少阴病，吐利，手足不逆冷，反发热者，不死。阳回也，然格阳亦发热，须辨之。脉不至者，灸少阳七壮。常器之云：灸太溪。⑤

（十四）少阴病，脉紧，紧为寒，必带迟。至七八日，自下利，脉暴微，微弱也，下利津液乍虚使然。手足反温，脉紧反去者，脉虽转微，而紧已去，则微非诸微亡阳之微，而为紧去入安之微，手足复温，寒邪已从利出，而阳得回可知矣。若是阳脱之利，则紧脉乃在，而手足不温。为欲解也。虽烦下利，必自愈。阳回而不上浮，故烦止。阴邪已出，阳气已复，故利止。⑥

――――――――――

① 赵本第309条。

② 赵本第296条。

③ 赵本第300条。脉微沉细：赵本作"脉微细沉"。

④ 赵本第297条。

⑤ 赵本第292条。少阳，赵本作"少阴"。常器之，宋代医家，名颖士。研究《伤寒论》颇有造诣。其书已亡佚。郭雍《伤寒补亡论》多引用其说。

⑥ 赵本第287条。

（十五）少阴病，下利，阳欲下脱。白通汤主之。用热药以回阳，犹恐阴盛阳微，不能遍达，故加葱白以宣通，使透全体，且引上焦阳气，下入阴中，挈之使不脱也。①

（十六）少阴病，下利脉微者，与白通汤。利不止，厥逆无脉，干呕烦者，白通加猪胆汁汤主之。药之热者性上行，加胆及人尿，引之速下也。二"者"字相替，乃两拟其证也。上症用白通，下症用白通加尿、胆，以证甚而见呕烦耳。服汤脉暴出者死，暴出则离根矣。微续者生。②

（十七）少阴病，下利清谷，里寒外热，阳格于外。手足厥逆，脉微欲绝，身反不恶寒，阳在外也。《太阳篇》第三条云：身大热反欲近衣，为外热内寒。与此相反。盖初格者尚恶寒，其后则皮肤烦躁，故又不恶寒，且甚而欲坐卧泥水中也。其人面赤色，戴阳。或腹痛，或干呕，或咽痛，少阴脉上循喉咙，故多咽痛症。阴症痛而不肿，阳症痛而且肿。详下廿四条。按："咽"当作"喉"，下各条仿此。脉不出者，通脉四逆汤主之。格阳用此汤。戴阳则加葱白，使戴上之阳，得通于下焦而反其根也。其脉即出者愈。与上条"暴出"异。"暴出"有壅脱之象，"即出"言随即出耳。由是言之，上条"微续"必服汤后随续，乃为休征。若良久不出，则阳已外散，又主死矣。③

（十八）少阴病，下利，脉微涩，阳固虚，阴亦竭。呕而汗出，阴寒上逆，故呕；表阳不固，故汗。必数更衣，反少者，下多气陷，故数；糟粕已尽，故少。当温其上，灸之。阳陷不虞上脱，而虑下

---

① 赵本第314条。

② 赵本第315条。

③ 赵本第317条。赤色：赵本作"色赤"。脉不出者：赵本此句前有"或利止"三字。

竭，阳虚宜温，阴虚又忌辛热，故用灸以独温其上而升阳。灸百会。①

（十九）少阴病，二三日至四五日，腹痛，小便不利，下利不止，便脓血者，桃花汤主之。寒则血不归经而下出，用石脂固脱，干姜散寒。②

（二十）少阴病，下利，便脓血者，桃花汤主之。少阴病，便脓血者，可刺。"刺"，当作"灸"。常器之云：宜灸幽门、交信。幽门治泄利脓血，乃少阴、冲脉之所会，可灸五壮。交信治泄利赤白，女子崩漏，可灸三壮。此二条，《金鉴》谓是热证，当从丹溪、轫菴作寒为是。轫菴云：岂有热证而用涩剂，使热不得泄乎？其辨甚明。③

（廿一）少阴病，二三日不已，至四五日，腹痛，小便不利，水内蓄也。四肢沉重疼痛，水外滞也。自下利者，此为有水气。其人或咳，少阴脉上循喉咙，其支别出肺，故有咳证。或呕，水气上乘。或小便不利，或下利，水气下渗。真武汤主之。太阳亦有水气，然从表邪郁成，故用小青龙发之。此由里寒水泛，故用真武以温中镇水。④

（廿二）少阴病，饮食入口即吐，心下温温，吐则阳气上浮，故温温似热。欲吐复不能吐，始得之，手足寒，脉弦迟者，此胸中实，不可下也，当吐之。始得便肢寒脉迟，知为寒症。然迟而

---

① 赵本第325条。

② 赵本第307条。

③ 赵本306、308条。轫菴：指汪昂（1615—1699年），字讱庵，安徽休宁县城西门人，编著有《素问灵枢类纂约注》《医方集解》《本草备要》《汤头歌诀》等。

④ 赵本第316条。"自下利者，此为有水气。其人或咳，或小便不利，或下利，真武汤主之"，赵本作"其人或咳，或小便利，或下利，或呕者，真武汤主之"。

兼弦，则非虚寒，而为实寒可知。盖必口食寒物，而壅滞于胃口也。若膈上有寒饮干呕者，不可吐也，寒饮得热药即化，不须吐。急温之，宜四逆汤。①

（廿三）少阴病，欲吐不吐，心烦，但欲寐，五六日自利而渴者，属少阴也。虚故引水自救。热证有此，热上故烦渴欲吐，下逼故利，神昏故欲寐也。寒症亦有此，肾寒不能纳气，故上冲而欲吐、心烦，肾寒不能闭藏，则自利亡液而渴也。寒热难辨，故下文以小便别之。若小便色白者，则是寒症。少阴病形悉具。小便白者，以下焦虚有寒，不能制水，故令色白也。②

（廿四）病人脉阴阳俱紧，似太阳伤寒脉。反汗出者，亡阳也，太阳应无汗，而反汗出，则是直中少阴亡阳症，而紧之必兼沉迟，不若太阳之兼浮数可知矣。此属少阴。法当咽痛，而复吐利。寒逼阳上浮则咽痛而吐，寒下逼则利。③

（廿五）少阴病，脉微，不可发汗，亡阳故也。阳已虚，尺脉弱涩者，复不可下之。阳虚阴亦乏，故皆不可。④

（廿六）少阴负跗阳者，为顺也。负，胜负之负。少阴、跗阳，皆以脉言。谓跗阳脉胜于少阴脉也。盖少阴之紧去，而跗阳之缓来，则脾胃阳回，而肾寒自退矣。⑤

此上各条，论寒证。

---

① 赵本第324条。即吐：赵本作"则吐"。急温之：赵本作"当温之"。
② 赵本第282条。
③ 赵本第283条。
④ 赵本第286条。
⑤ 赵本第362条节录。赵本第362条于"少阴负跗阳者，为顺也。"前有"下利，手足厥冷，无脉者，灸之。不温，若脉不还，反微喘者死"句。即乐本厥阴篇（十四）条。

（廿七）少阴病，脉细沉数，病为在里，不可发汗。热证必舌干、口燥而渴，经文可考。①

（廿八）少阴病，咳而下利，谵语者，被火气劫故也。小便必难，以强责少阴汗也。②

（廿九）少阴病，但厥无汗，热深入内。而强发之，必动其血，未知从何道出。或从口鼻，或从目出，"目"上当有"耳"字。是名下厥上竭，厥，逆也。血本下行，上出则逆，出则竭矣。为难治。③

（三十）少阴病，下利咽痛，胸满心烦者，少阴脉循喉，其支者，从肺出络心，注胸中。猪肤汤主之。利则阴亡而燥涸。成氏曰：猪肤入肾清热，加蜜润燥，白粉益气断利。④

（卅一）少阴病，得之二三日以上，心中烦，不得卧，先本欲寐，后反不卧也。黄连阿胶汤主之。⑤

（卅二）少阴病，四逆，其人或咳，或悸，火乘心动。或小便不利，或腹中痛，或泄利下重者，四逆散主之。四逆不至于厥，热未甚深，故用此汤为和解，如少阳之有小柴胡也。⑥

（卅三）少阴病，下利，六七日，咳而呕渴，心烦不得眠者，猪苓汤主之。此热挟水饮之症。⑦

（卅四）少阴病，得之二三日，口燥，与"口中和"异

---

① 赵本第285条。
② 赵本第284条。
③ 赵本第294条。或从目出：赵本作"或从目出者"。
④ 赵本第310条。胸满心烦者：赵本无"者"字。
⑤ 赵本第303条。
⑥ 赵本第318条。
⑦ 赵本第319条。

矣，初起便如此，则热盛可知。咽干者，急下之，宜大承气汤。①

（卅五）少阴病，自利清水，屎结不下，故但利水。色纯青热应黄而纯青者，以热邪急暴，色未及变，而即下也。心下即腹。必痛，口干燥者，急下之。宜大承气汤。②

（卅六）少阴病，六七日，腹胀不大便者，急下之，宜大承气汤。③

（卅七）少阴病，六七日，息高者死。气奔出不返，肾主纳气，肾绝，有出无纳也。"六七日"字，见是传经热证。④

此上各条论热症。以上寒热二症，皆由经入里者，若其邪止在经，而不关里者，见后。

（卅八）少阴病，得之二三日，犹言初起耳，不必泥。麻黄附子甘草汤微发汗。以二三日无里证，故微发汗也。此及下条，乃寒邪由太阳直入少阴之经，未及于里者也。⑤

（卅九）少阴病，始得之，反发热脉沉者，麻黄附子细辛汤⑥主之。邪得直中，阳虚可知。然犹能发热，阳非全无可知。阳能拒邪而发热，则邪止在经，未入于脏可知。在经宜汗，细辛本经汗药。加麻黄者，太阳、少阴相为表里，邪须由太阳出也。用附子者，助阳温经以托邪，使邪去而阳不亡也。此与《太阳篇》第卅七条同。彼条有头痛，故属太阳；此无，故属少阴。太阳脉应浮而反沉，少阴不应发热而反发热，是皆相反。但此之反正佳，以邪尚在经，未入脏也；彼之反则不宜，以邪在

---

① 赵本第320条。

② 赵本第321条。急下之：赵本作"可下之"。

③ 赵本第322条。

④ 赵本第299条。

⑤ 赵本第302条。

⑥ 麻黄附子细辛汤：赵本作"麻黄细辛附子汤"。

表而里虚，可危也。张景岳云：可见阳经有当温者，四逆汤以生附配干姜，补中自有散意；阴经有当表者，此汤以熟附配麻黄，发中亦有补意。①

（四十）少阴病，二三日，咽痛者，可与甘草汤。不差者，可与桔梗汤。咽痛外无别症，是热止在经，上行攻咽耳。甘草性凉，解毒缓痛。若不差，则经气闭而热不散也，故加桔梗以开之。此不多用寒凉之品，可见里无热，而热止在经矣。②

此及下三条，乃热邪止在于经，不及里，或里热还表者。

（四一）少阴病，咽中痛，半夏散及汤主之。此经热挟痰攻咽，故用半夏除痰，桂枝散邪。不避辛热者，以经热由风寒外闭，外解热自泄耳。然当酌用。少阴病，咽中伤，生疮，不能言语，声不出者，较前更甚，则桂枝之热不宜用。苦酒汤主之。半夏涤痰，鸡子润咽，苦酒敛疮消肿以清阴热。③

（四二）少阴病，八九日，一身手足尽热者，以热在膀胱，必便血也。发热则邪还于表，虽为佳兆，但热甚必动血。此与《太阳篇》膀胱血症同，而属之少阴者，彼乃本经传本腑，此为肾经移热也。便血即尿血。④

（四三）少阴中风，阳浮分。微阴沉分。浮，为欲愈。少阴之脉，沉在阴分者，今转而浮起，是邪还于表也。还于浮分而微，是还表之邪已衰也。⑤

---

① 赵本第301条。

② 赵本第311、312条。不差者，可与桔梗汤：赵本作"不差，与桔梗汤"。

③ 赵本第313条。

④ 赵本第293条。

⑤ 赵本第290条。阳微阴浮：赵本作"脉阳微阴浮者"。

此六条①论经病。

（四四）少阴病，欲解时，从子至寅上。子丑寅，阳生之候
也。阴得阳而邪自解。②

◎ 厥阴篇

少阴属水而主静，厥阴属木而主动。邪犯厥阴，热证则木
火通明，真阴立槁；寒症则雷龙被逼，真阳陡飞。不比少阴根
本虽摇，尚能引日也。故厥、利二症，两篇所同，而但欲寐与
气撞心，不无动静之殊，缓急之别矣。

（一）厥阴之为病，消渴，饮水多而小便少也，水为热所消耗
故尔。寒症则不渴，即渴亦不能消水。气上撞心，心中疼热，热症故
然，寒症亦有。以寒逼火上冲故也。饥脾胃火燥则饥。而不欲食，食
则吐蛔，蛔，胃中虫也。吐蛔有胃寒证，详《太阳》廿六条。食则吐，
不唯无益，且有损，故不欲。热症亦有吐蛔者，以火上拒而不能食，蛔久
饥，闻食香而上求食，因吐也。戴原礼云：有人阳毒发黄，口疮咽痛，吐
蛔，皆以冷剂取效。下之利不止。寒证下之，故不止。热证邪未入胃，
下则胃虚邪注，邪不尽，亦不止也。③

此揭厥阴病证。三阴首条揭症，虽俱兼寒热说，而重在热边，盖
本《内经》伤寒热病立论也。然《内经》止就传经热症言，仲景则兼直
中立说。故挈症并举寒热耳。厥阴热症固热，而寒证亦不纯寒，以邪深
入，必逼其真火上浮。下虽寒，而上亦热也。或问：《少阴篇》言阳浮，

---

① 条：乐本作"修"，文义不通，当作"条"。
② 赵本第291条。
③ 赵本第326条。

岂少阴无上热乎？曰：仲景原是三阴互发，非入《少阴篇》者，便无与于厥阴也。如腹痛自利，太阴症也，而《少阴》《厥阴》篇亦言之，要之虽见于少、厥篇，而此症自属之太阴也。胃实为阳明症，而三阴篇亦言之，要之虽见于三阴，而胃实自属阳明也。则厥阴之雷龙飞跃，虽见于《少阴篇》，而此症自属厥阴矣。盖均一火也，静而藏则属肾，动而飞则属肝，界限自别也。不然三阴各症，篇篇互见，何从而分其为太、少、厥哉！

（二）**伤寒脉促，**阳脱越，故脉急促。王海藏云：阴症危候，脉有一息八至以上，或不可数，是促也。**手足厥逆者，可灸之。**常器之云：灸太冲穴。①

（三）**诸四逆厥者，不可下之。**寒厥固忌下，热厥而未入胃者，亦但当清而不可下。**虚家亦然。**此句以杂症言。虚人阳微，手足常冷。**凡厥者，阴阳气不相顺接，便为厥。**凡人阳中有阴，阴中有阳，是为接。阳居外，阴居内，为顺。以热厥言，阳反居内，阴反居外，是不顺也；阳自内热，阴自外寒，是不接也。以寒症言，阴寒之极，加于表之阳分，是不顺也；阳气不达于四肢，是不接也。又手经三阳三阴相接于手，足经三阳三阴相接于足。厥逆则手足无阳，而不与阴接，阳不卫外而失温，是不顺也。**厥者，手足逆冷者是也。**寒厥则无阳而冷，热厥则阳内入而外亦冷。再详第廿六条。②

（四）**手足厥寒，脉细欲绝者，**此经寒而脏不寒之症。**当归四逆汤主之。若其人内有久寒者，当归四逆加吴茱萸生姜汤主之。**此阳虚，而阴亦必不足，故加当归、芍药，即有久寒，亦但用吴茱

---

① 赵本第349条。王好古，元代著名医学家，字进之，号海藏。有《阴证略例》《汤液本草》《医垒元戎》《此事难知》《仲景详辨》《活人节要歌括》《斑疹论》《伤寒辨惑论》等著作。

② 赵本第330、337条。

茰、生姜，不用附子、干姜也。寒则凝结不通，故用桂枝、细辛、通草。①

（五）伤寒，脉微而厥，至七八日肤冷，不但手足冷矣。其人躁无暂安时者，此为脏厥，是脏寒极而厥。非蛔厥也。蛔厥者，其人当吐蛔，令病者静而复时烦。烦有静时，不似脏厥之躁无暂安矣。此为脏寒，此句当在脏厥句下，明脏厥之为脏寒也。一说"为"当作"非"。蛔上入其膈，蛔上求食也。故烦，蛔动则心烦闷。须臾复止，蛔伏则止。此释"静而时烦"之义。得食而呕又烦者，蛔闻食臭出，其人当自吐蛔。此释"吐蛔"之义。蛔厥者，乌梅丸主之。观每服止十九，梧桐子大，可知此丸专为治虫之用，非治厥阴伤寒也。以其通治寒热之虫，故寒热并用。昧者不察，遂谓厥阴寒热夹杂。缪矣！吐蛔须安蛔，切勿用甘草甜物。盖蛔得苦则安，酸则止，辛则伏，而得甘则动也。又主久利。以酸收也。寒利宜之。②

（六）伤寒六七日，脉微，手足厥冷，烦躁，灸厥阴。厥不还者，死。灸太冲，亦宜灸关元、气海。③

（七）病者手足厥冷，言我不结胸，阴邪不结阳位。小腹满，按之痛者，此冷结在膀胱关元也。关元在脐下三寸，足三阴、任脉之会，膀胱所居也。小腹满，囊缩，若见烦渴等热症，当用四逆散、承气汤；若见阴症，宜当归四逆加吴茱萸汤。又论中有少腹满，按之痛，小便自利者，是血结膀胱症；不利者，是水结膀胱症；手足热，小便赤涩者，是热结膀胱症。此云冷结膀胱，必小便数而白，不但手足厥冷也。④

---

① 赵本第351、352条。当归四逆加吴茱萸生姜汤主之：赵本作"宜当归四逆加吴茱萸生姜汤"。

② 赵本第338条。令病者静而复时烦：赵本作"令病者静而复时烦者"。其人当自吐蛔：赵本作"其人常自吐蛔"。

③ 赵本第343条。

④ 赵本第340条。

（八）呕而脉弱，_{里寒上逆。}小便复利，_{里寒之验。}身有微热，_{格阳之征。}见厥者难治，四逆汤主之。①

（九）大汗出，热不去，_{邪未解也。}内拘急，四肢疼，又下利，厥逆而恶寒者，_{外热虽未解，而阳已虚于里，中寒实甚矣。}四逆汤主之。_{温中散寒。}②

（十）大汗，若大下，利而厥冷者，四逆汤主之。③

（十一）伤寒本自寒下，_{寒症下利也，然详治法，乃下寒而上热者。}医复吐下之，_{意吐可以升提下陷，故吐之；又可通因通用，故下之也。}不知吐则上焦之热愈升，下焦之寒益甚，而成寒格矣！_{寒格，下寒格热于上也。}更逆吐下，_{医吐下之已逆矣，因而吐下不止，为更逆。}若饮食入口即吐，_{拒格甚矣。}干姜黄连黄芩人参汤主之。_{上热下寒，故兼治之。}④

（十二）下利脉沉而迟，其人面少赤，_{戴阳也。}身有微热，_{表阳尚存，故被寒郁，犹能发热。此句言表未解。}下利清谷，必郁冒，汗出乃解，病人必微厥，_{虚寒之人，表热一去，则全体皆寒，故必厥。}所以然者，其面戴阳，下虚故也。⑤

（十三）下利清谷，里寒外热，汗出而厥者，通脉四逆汤主之。_{此互上条，然上条戴阳，应于汤中加葱。解见《少阴篇》第十七条。}⑥

---

① 赵本第377条。
② 赵本第353条。
③ 赵本第354条。
④ 赵本第359条。若饮食入口即吐：赵本无"饮"字。干姜黄连黄芩人参汤：赵本作"干姜黄芩黄连人参汤"。
⑤ 赵本第366条。下利清谷：赵本作"下利清谷者"。汗出乃解：赵本作"汗出而解"。
⑥ 赵本第370条。

（十四）下利，手足厥冷，无脉者，灸之。不温，若脉不还，反微喘者死。①

（十五）下利后脉绝，手足厥冷，晬时脉还，手足温者生，脉不还者死。②

（十六）伤寒先厥，后发热而利者，必自止，先厥而利，寒也。发热则阳回，故利止。见厥复利。③

（十七）伤寒六七日，不利，便发热而利，其人汗出不止者死，有阴无阳故也。寒中厥阴六七日，其厥必不免可知。然不利，则阳气未败，犹可支吾，乃内外俱脱，其死必矣。发热为格阳，与上条阳回不同。④

（十八）下利清谷，不可攻表，汗出必胀满。阳外出，则内失运也。⑤

（十九）下利，腹胀满，身体疼痛者，先温其里，乃攻其表。温里宜四逆汤，攻表宜桂枝汤。⑥

（二十）伤寒，下利日十余行，脉反实者死。实者，弦硬而不柔缓，胃气绝也。⑦

（廿一）伤寒，厥而心下悸者，句下当有"以饮水多"四字。宜先治水。当用茯苓甘草汤。却治其厥，不尔，水渍入胃，必

---

① 赵本第362条节录。赵本第362条于"下利，手足厥冷，无脉者，灸之。不温，若脉不还，反微喘者死"后有"少阴负趺阳者，为顺也"句，即乐本少阴篇（廿六）条。

② 赵本第368条。

③ 赵本第331条。

④ 赵本第346条。

⑤ 赵本第364条。

⑥ 赵本第372条。

⑦ 赵本第369条。

作利也。汪苓山谓：此热症消渴，饮水太多，因胃有积水，阳气不能四布，故用姜、桂从治。又云：入胃当作入肠说，亦通。①

（廿二）伤寒四五日，腹中痛，转气下趋少腹者，此欲自利也。上条利之源，此条利之候，俱兼寒热症说。②

（廿三）伤寒大吐、大下之，极虚，复极汗出者，以其人外气怫郁，面色红赤也。详《并病篇》。复与之水，以发其汗，阳外浮而怫郁，误以为表未解。又以为胃热燥涸之极，因与水以为污地也。因得哕，干呕也。所以然者，胃中寒冷故也。③

（廿四）干呕，吐涎沫，阴寒上逆。头痛者，吴茱萸汤主之。下其逆气。

呕家有痈脓者，不可治呕，脓尽自愈。④

（廿五）伤寒脉迟，六七日，《金鉴》谓"六七日"下，当有"厥而下利"四字。而反与黄芩汤彻其热，若脉数，则厥利为热症，此汤宜矣。脉迟为寒，今与黄芩汤除其热，腹中即胃。应冷，当不能食。今反能食，此名除中，必死。除中，解见下第卅二条。⑤

此上各条论寒证。

（廿六）伤寒一二日，病在太阳、阳明经时。至四五日病在太阴、少阴经时。而厥者，"而"字是转症之辞，盖言此时而后厥也。则前此之但发热不厥可知。四五日，热深而厥宜矣。一二日，热浅亦厥，何

---

① 赵本第356条。厥而心下悸者：赵本无"者"字。当用：赵本作"当服"。

② 赵本第358条。转气下趋少腹者：赵本作"若转气下趣少腹者"。

③ 赵本第380条。复极汗出者，以其人外气怫郁：赵本无"出""以"二字。

④ 赵本第378、376条。

⑤ 赵本第333条。今与黄芩汤除其热：赵本作"今与黄芩汤，复除其热"。

也？曰：太阳传厥阴，古人谓之首尾传，此必热势之骤而盛者耳。**必发热**，厥为热内入，然热乃阳邪，性本向外，岂能久郁于内不发呼？故断曰"必"也。传经热症固然，直中阴经亦尔。盖经虽受寒致厥，而脏腑之气亦必郁而发热也。若直中脏腑之厥，则纯阴无阳，有厥无热，非借热药回阳；或格阳外出，断无发热之事矣。**前热者，后必厥**，热不外散而内入，阳郁于里而不宣于四肢，故厥。盖热在阳经则手足热，入太阴则温，少阴则逆而不温，厥阴则且冷矣。传经阳厥，发热时肢体皆热，厥时则肢冷而身温。不若直中阴厥之身并冷也。然阴厥不甚者，亦未至身并冷。观第五条言肤冷为脏厥重症可见。阴厥冷过肘膝，阳厥不过。又阴厥爪甲带青，阳厥爪甲微红。故曰：二厥须看指甲。又阳厥有时乍温，阴厥常冷。**厥深者热亦深，厥微者热亦微**，厥应下之第三条云不可下，此言可下，必热之已入于胃，而可下也。**而反发汗者，必口伤赤烂**。厥阴脉循颊，环唇内。①

（廿七）**伤寒五六日，不结胸**，依《金鉴》作"不大便"为是。**腹濡，**胃非实。**脉虚，**血少。**复厥者，不可下，此为亡血，**亡血内燥，故不大便。大汗后、产后，久不大便皆然。**下之则死。**则可下者之，必腹硬脉实可知。②

（廿八）**伤寒脉滑**洪数之意。**而厥者，里有热也，白虎汤主之。**观此则热未入胃之厥，当清不当下矣。此条当入阳明，叔和以有厥证，因混入厥阴，不知阳明热极，未尝不厥也。然厥阴厥热在胃者有矣，故姑仍之。③

（廿九）**伤寒病厥五日，热亦五日，设六日当复厥，不厥**

---

① 赵本第335条。而厥者：赵本无"而"字。
② 赵本第347条。此为亡血，下之则死：赵本作"此亡血，下之死"。
③ 赵本第350条。里有热也：赵本无"也"字。

者自愈。厥终不过五日，以热五日，故知自愈。热则邪还于表而不内入也。日数相当，见无偏胜意，勿泥。一说先厥后热，阴症也。阴症何能发热，以其人阳气尚能敌阴，故往复相胜耳。亦通。①

（三十）伤寒发热四日，厥反三日，复热四日，厥少热多，其病当愈。四日至七日，热不除者，必便脓血。太过则热逼经血下出。②

（卅一）伤寒厥四日，热反三日，复厥五日，其病为进。寒多热少，阳气退，故为进也。退者，缩入于里而不外出也。或云此为寒厥，故云阳退，亦通。此与上廿九条，寒热皆可说，所以系此者，以类相次耳。③

（卅二）伤寒始发热六日，厥反九日而利，热逼下利。凡厥利兼寒热言。当不能食，寒症则胃冷而不能食，热症则胃阳由利下陷，亦胃弱而不能食也。今反能食者，恐为除中，中，胃阳也。胃阳下陷，胃弱本不能食。若阳竟下陷，则胃气消除，因而求食自救。凡人将死而反能食者，即此义也。然阳复则亦能食，未定其为除中否，故曰"恐为除中"。食以索饼，不发热者，"不"字衍。或云"不发"，谓不暴发也，然终必发，观下文自明。知胃气尚在，必愈。以发热知为阳复也。恐暴热来出即来，谓来而出见于寸口也。而复去也。后二日脉之，"脉之"下当有"而数"字。其热续在者，其之旦日夜半愈。又虑发热不久即去，为灯将灭而复明，是发热非阳复之热，乃阳脱之热也。然阳脱之热，其来必暴，而旋即散去。今来既徐徐，而三日尚在，则非阳脱之热，而为邪还于表之热可知。所以然者，本发热六日，厥反

———————————

① 赵本第336条。

② 赵本第341条。厥少热多：赵本作"厥少热多者"。

③ 赵本第342条。

九日，复发热三日，并前六日，亦为九日，与厥相应，故期之旦日夜半愈。后三日脉之，而脉数，其热不罢者，此为热气有余，必发痈脓也。又热三日，则太过矣。饼，面饼也。索，当作素。①

（卅三）伤寒先厥后发热，下利必自止，此寒症，解见第十六条，与下文所言热症不合，疑为错简。或"先"字衍也。而反"反"字疑衍。汗出，热虽外解。咽中痛者，而复上攻。其喉为痹。发热无汗，而利必自止，发热则邪还表而利止，不必定有汗。若不止，必便脓血，然无汗则热终不解，恐仍盛于里。利不止则津液竭，而血亦被逼也。便脓血者，其喉不痹。邪下行，则不上干。②

（卅四）下利，有微热而渴，热向外，复向上矣。脉弱者，热邪又衰。令自愈。自利止也。下利，脉数而渴者，令自愈。脉数而渴，热未解也，何以自愈？必有缺文。设不差，必圊脓血，以有热故也。以脉数热盛也。下利，脉数有微热，汗出，邪已解，脉必转弱矣。令自愈。设复紧，为未解。数，热脉。紧，寒脉。此互上文，言过热不可，而寒亦不可也。然何以复紧？岂重感风寒，或寒剂太过耶？一说紧对弱言，"复紧"谓又复不弱也，亦通。③

（卅五）伤寒热少厥微，指头寒，不过指头寒，则厥微热亦微矣。默默不欲食，厥阴脉挟胃。烦躁，数日小便利，色白者，此热除也。欲得食，其病为愈。若厥而呕，胸胁烦满者，其后必

---

① 赵本第332条。凡厥利：赵本作"凡厥利者"。后二日脉之：赵本无"二"字。其之旦日夜半愈："其"字赵本作"期"。

② 赵本第334条。

③ 赵本第360、367、361条。令自愈：赵本作"今自愈"。必圊脓血："圊"，赵本作"清"。

便血。便血可用犀角地黄汤。①

（卅六）伤寒发热，下利厥逆，躁不得卧者，死。虚阳躁扰欲脱。②

（卅七）伤寒发热，下利至甚，厥不止者，死。厥利甚，虽不烦躁，亦必死。下条厥虽久，而利未甚，故不言死。③

（卅八）发热而厥，七日下利者，为难治。④

以上三条，皆先发热，后乃厥利，故属阳症。然作阴症看，亦得。

（卅九）利下，寸脉反浮数，邪还表且上行。尺中脉涩者，必圊脓血。邪不下陷，尺脉应和。今涩，知阴已伤而便血也。⑤

（四十）下利，脉沉弦者，脾胃伤，则脉失其和缓而强硬。下重也。即痢症之后重。脉大者为未止，脉微弱数者，为欲自止。虽发热，不死。痢恶发热，盖里热炽盛，而达于表者死。故脉大、发热为重症。今脉微弱，即兼数亦不甚，则发热乃系邪还于表，故不死也。⑥

（四一）热利下重者，白头翁汤主之。互上条。⑦

（四二）下利欲饮水者，热利夺液，故渴。以有热也，白头翁汤主之。⑧

----

① 赵本第339条。热少厥微：赵本作"热少微厥"。默默：赵本作"嘿嘿"。

② 赵本第344条。

③ 赵本第345条。

④ 赵本第348条。

⑤ 赵本第363条。利下：赵本作"下利"。尺中脉涩者，必圊脓血：赵本作"尺中自涩者，必清脓血"。

⑥ 赵本第365条。

⑦ 赵本第371条。

⑧ 赵本第373条。以有热也：赵本作"以有热故也"。

（四三）下利谵语者，有燥屎也，宜小承气汤。按其脐，腹必痛。①

（四四）下利后更烦，按之心下濡者，为虚烦也，宜栀子豉汤。吐其上浮之余热，若不濡而痞硬，则为实烦，当用泻心汤矣。②

（四五）伤寒六七日，大下后，寸脉因尺脉不至，故独言寸脉。沉阳陷阴中。而迟，"迟"当作"涩"，血凅也。观下方可知。手足厥逆，热入于内，故厥。亦由下寒。下部脉不至，阴分亦竭，由泄利不止也。咽喉不利，唾脓血，热逼上焦。泄利不止者，由硝、黄之寒所伤也。为难治，寒热夹杂也。麻黄升麻汤主之。升麻以升清润之品于上焦，又所以升下陷之阳也。未汗，则表未解，故用麻、桂。但陷入之热多于表，而脉沉肢厥，唾脓血，故凉药独多。③

（四六）伤寒哕厥阴脉抵少腹，挟胃，上颃颡，哕呃逆气，从少腹起，由胃，上出咽颡也。而腹满，视其前后，前后，大小便也。知何部不利，利之则愈。此因二便不通，下焦气闭，时或上冲而哕，利之则气通而自止。④

（四七）厥阴病，欲饮水者，少少与之，愈。少与以解热，多则水停为患。"愈"字疑衍。⑤

此上各条论热证。

（四八）厥阴中风，脉微浮为欲愈，不浮为未愈。详《少阴》第四三条。⑥

———————————

① 赵本第374条。

② 赵本第375条。

③ 赵本第357条。

④ 赵本第381条。利之则愈：赵本作"利之即愈"。

⑤ 赵本第329条。欲饮水者：赵本作"渴欲饮水者"。

⑥ 赵本第327条。

（四九）呕而发热者，小柴胡汤主之。邪传少阳经矣。①

此二条论经病。

（五十）厥阴病，欲解时，从丑至卯上。丑、寅、卯，厥阴旺时。②

---

① 赵本第379条。
② 赵本第328条。

伤寒论近言·卷之六

南海何梦瑶报之辑

◎ 汗吐下可不可篇

夫以为疾病至急，仓卒寻求，按要者难得①，故重集诸可与不可与方治，比之三阴、三阳篇中，此易见也。又时有不止是三阴、三阳②，出在诸可与不可与中也③。此二句犹言六经篇所未言者，出在此可与不可与篇也。

不可汗

脉濡浮而无力。而弱，沉而无力。弱反在关，濡反在巅，《金鉴》：巅，浮分也，二句言关脉沉弱而浮濡。一说巅即下文所谓在上、合下二句，言关弱寸微濡尺涩也。微反在上，寸也。涩反在下，尺也。关，胃气所主，不应濡弱而濡弱，故曰反。寸，阳部也，不应微；尺主血，不应涩，故亦曰反。微则阳气不足，涩则无血，阳气反微，中

---

① 仓卒寻求，按要者难得：赵本作"仓卒寻按，要者难得"。

② 又时有不止是三阴、三阳：赵本作"又时有不止是三阳、三阴"。

③ 出在诸可与不可与中也：赵本作"出在诸可与不可中也"。

风汗出，而反躁烦，阳微不应躁烦，以阴虚，故烦躁。涩则无血，厥而且寒。阴虚应内热，以无阳故寒厥。阳微发汗，躁不得眠。此及下条，绝无一语照顾濡、弱二字，必有脱误。

脉濡而弱，弱反在关，濡反在巅，弦反在上，寸也。弦为木邪，寸见弦，少阳火上升也。濡与弦相反，岂得并见？窃疑首三句乃衍文。微反在下，尺微为肾寒。弦为阳运，眩运。微为阴寒，上实有痰。下虚，意欲得温。微弦为虚，不可发汗。发汗则寒栗，不能自还。还，复温也。

诸脉得数动微弱者，数动而兼微弱，则津液少。不可发汗。发汗则大便难，腹中干，胃燥①而烦。其形相象，根本异源。言脉之动数似实热，便难亦像胃实，究其根本，实系微弱。虚实自异耳。

厥，脉紧，则内寒矣。不可发汗。发汗则声乱，神脱则郑声。咽嘶舌萎，声不得前。气微也。

动气在右，右，脐右，主肺。动气，筑筑然跳动也。肺气素虚，故浮动。不可发汗。发汗则衄肺气虚，则心火乘之。发汗则火愈炽，逼血于上。而渴，心苦烦，饮即吐水。肺失治节，不能通调水道，故饮水即吐。

动气在左，肝气。不可发汗。发汗则头眩，肝气上冒。汗不止，肝气疏泄。筋惕肉𥆧。筋络失养。

动气在上，心气。不可发汗。发汗则气上冲，心气虚而肾寒上凌也。正在心端。

动气在下，肾气。不可发汗。发汗则无汗，肾水虚竭。心中大烦，无水，火得肆也。骨节苦疼，肾主骨，无所滋养，故疼。

---

① 燥：赵本作"躁"。

目运，肝气亦动。恶寒，食则反吐，谷不得前。脾胃干燥，不能纳食。

咽中闭塞，少阴上通于咽，阴火上干，则痰气塞窒。不可发汗。发汗则吐血，阴经无汗，强逼之则动其血。气欲绝①，手足厥冷，欲得蜷卧，不能自温。阴亡，阳亦随亡矣。

咳者则剧，承上诸虚证、诸虚脉而言，若兼见咳则剧也。所谓内伤见咳嗽为重。数吐涎沫，咽中必干，小便不利，上干下涸。心中饥烦，阴虚内热。晬时而发，其形似疟，有寒无热，虚则寒栗，阳亦并虚。咳而发汗，蜷而苦满，腹中复坚。若以为感寒之咳而发汗，则表阳虚而蜷卧。里阳虚不运而满，且阴凝而坚矣。

咳而小便利，若失小便者，小②便之利，如不知而遗失一般。此金寒于上，不能摄水之症。亦肾阳虚而膀胱之气不固也。不可发汗。汗出则四肢厥逆冷。阳益亡也。

诸逆发汗，谓发汗之逆于理者。病微者难差，剧者言乱，阳脱见鬼意。目眩者死，阴脱目盲意。命将难全。

伤寒头痛，翕翕发热，形像中风，常微汗出，自呕者，下之益烦，热入于内。心中懊憹如饥，如饥而不能食，以下之则胃虚，故饥。热入胃满，故又不肌也。发汗液亡。则致痉，筋脉失养。身强，难以屈伸③，熏之则发黄，火逼则血溢液蒸于外。不得小便，灸则发咳唾④。火气上攻。

---

① 气欲绝：赵本作"气微绝"。

② 小：乐本脱，据上下文义补。

③ 难以屈伸：赵本作"难以伸屈"。

④ 灸则发咳唾：赵本作"久则发咳唾"。

可汗

大法春夏宜发汗。春夏阳气出表，故宜汗。然不必泥。

凡发汗，欲令手足俱周，时出似漐漐然，一时间许，益佳。不可令如水淋漓①。若病不解，当重发汗。汗多必亡阳②，阳虚不得重发汗也。

凡服汤发汗，中病即止，不必尽剂③。

凡云可发汗，无汤者，丸散亦可用，要以汗出为解。然不如汤，随症④良验。

夫病脉浮大，问病者言，但便硬耳，设利者，为大逆。邪内陷也。硬为实，内不虚也，则足以托邪。汗出而解，何以故？脉浮当以汗解。

下利后，身疼痛，清便自调者，无里症可知。急当救表，宜桂枝汤发汗。详见《太阳篇》第百十七条。

汗后证治

发汗多，亡阳亡津液也。谵语者，不可下，此津枯致燥之谵语，非热盛内实之谵语，故不可下。与柴胡桂枝汤，审非实结，故但从和解。加桂枝者，必太阳之邪尚在耳。和其营⑤卫，表解则营卫和。以通津液，热清则津液不复燥结。后自愈。

---

① 不可令如水淋漓：赵本作"不可令如水流离"。

② 汗多必亡阳：赵本作"汗多者必亡阳"。

③ 中病即止，不必尽剂：赵本作"中病便止，不必尽剂也"。

④ 症：赵本作"证"。

⑤ 营：赵本作"荣"。

不可吐

本篇凡四证，已具《太阳篇》中。

可吐

大法春宜吐。春气上升，吐易出，然勿泥。

凡吐用汤，中病则止①，不必尽剂也。

病胸上诸实，或痰、或食、或热、或寒之类。胸中郁郁而痛，不能食，欲使人按之，气滞不舒之故。而反有涎唾，得按而上溢，则内有停饮可知。下利日十余行，其脉反迟，寸口脉微滑，利多则气弱，故脉迟。然邪在上，故虽利不去，脉虽迟而仍微带滑也。此可吐之，吐之利即止。

宿食在上脘②者，当吐之。痛在胸隔，自欲吐者是。若在心下为中脘，欲吐、欲不吐，则或吐、或下之。若在脐上为下脘，自不欲吐，则当下。

病人手足厥冷③，脉乍结，以客气在胸中，心下满而烦，欲食不能食者，病在胸中，当吐之。乍结，不同于气血虚衰，不能流行之常结，乃邪阻而暂结耳。邪阻气不外达，故肢厥。心下满，气不舒畅，故烦。

不可下

脉濡而弱，弱反在关，濡反在巅，微反在上，涩反在下。

---

① 中病则止：赵本作"中病便止"。
② 脘：赵本作"管"。
③ 病人手足厥冷：赵本作"病手足逆冷"。

微则阳气不足，涩则无血。阳气反微，中风汗出，而反躁烦；涩则无血，厥而且寒。阳微不可下[①]，下之则心下痞硬。解见本篇第一条。

脉濡而弱，弱反在关，濡反在巅，弦反在上，微反在下，弦为阳运，微为阴寒，上实下虚，意欲得温，微弦为虚，虚者不可下也。解见本篇第二条。

脉濡而弱，弱反在关，濡反在巅，浮反在上，数反在下，数则六脉皆数，无尺独数之理。"数"当作"涩"为是。浮为阳虚，数为无血，浮为虚，数为热[②]，四句当是衍文。自汗出而恶寒。数为痛。血虚者，身必痛。振寒而栗，句承恶寒来，言不特恶寒，且振栗也。以气血兼虚之故。微弱在关，胸下为急，中气虚，故喘急。喘汗而不得呼吸，呼吸之中，痛在于胁，振寒相抟，形如疟状，此五句，总承上文。医反下之，故令脉数，观此句，是数因下致。可知上文"数"字之误。发热狂走见鬼，脉数发热，虚阳浮动也。狂走见鬼，阳欲脱也。心下为痞，阳虚不运也。小便淋漓，阳虚不摄，从气脱也。小腹甚硬[③]，小便则尿血也。气不摄血，血脱壅塞，小腹故硬，尿血，从血脱也。

脉濡而紧，浮濡而沉紧也。然濡、紧相反，无并见之理。濡则卫气微，紧则营中寒。阳微卫中风，发热而恶寒。营紧卫气冷[④]，微呕心内烦。医谓有大热，解肌而发汗，亡阳虚烦躁，心下苦痞坚。无阳以运。表里俱虚竭，卒起而头眩。客热在皮肤，怅

---

① 阳微不可下：赵本作"阳微则不可下"。

② 数为热：赵本作"数生热"。

③ 小腹甚硬：赵本作"少腹甚硬"。

④ 营紧卫气冷：赵本作"荣紧胃气冷"。

快不得眠。不知胃气冷，紧寒在关元。技巧无所施，汲水灌其身。客热因时罢，栗栗而振寒。重被而复①之，汗出而冒巅。当作颠仆之颠。体惕而又振，小便为微难。寒气因水发，清谷不容闲②。下利不止也。呕变呕出之物味变。反肠出，褪肛。颠倒不得安。手足为微逆，身冷而内烦。迟欲从后救，安可复追还。

脉浮而大，浮当作大。为气实，大当作浮。为血虚。血虚为无阴，孤阳血虚则内之所余者，孤阳之热气耳。独下阴部者，小便当赤而难，胞中当虚。小水被热耗当虚。今反小便利，内阳从下泄。而大汗出，又从外散。法应卫家当微，今反更实，津液四射，外泄之猛，津液并出，有似乎实。营竭血尽，干烦而不得眠，血薄肉消，而成暴液，汗液之出甚暴，即上所云"四射"也。医复以毒药攻其胃，此为重虚，客阳去有期，必下如污泥而死。败血之类。

伤寒，脉阴阳俱紧，恶寒发热，太阳表证也。则脉欲厥。厥者，脉初来大，渐渐小，更来渐渐大③，是其候也。若系寒证，微阳为外寒所逼，渐缩渐退，久之又复，故脉亦应之。若系热症，则亦如之，若热厥之手足乍冷乍温是也。如此者，恶寒甚者，是内寒症。翕翕汗出，阳微则不能外卫故也。喉中痛；内寒逼微热上浮，此少阴寒厥。若热多者，是热证。目赤脉多，睛不慧。此阳明热厥。医复发之，咽中有伤；生疮也，虚火上炎。若复下之，则两目闭。寒证则微阳被夺，不上开于目。热证则阴脱而目盲。寒多者便清谷，热多

———————————

① 复：赵本作"覆"。

② 闲：赵本作"间"。

③ 更来渐渐大：赵本作"更来渐大"。

者便脓血①；若熏之，则身发黄；若熨之，则咽躁②。若小便利者，可灸之③；小便难者④，为危殆。阴气已竭。

伤寒发热，表热矣。口中勃勃气出，内亦热矣。头痛目黄，衄不可制，贪水者，必呕，水与热搏故。恶水者，厥。此句以寒证言。若下之，咽中生疮。表热陷入上逆。假令手足温者，其热本盛可知。必下重，便脓血。下之，热内陷下迫。此承首二句来。头痛目黄者，不言"衄不可制"，省文也。若下之，则两目闭。血与液并枯，隐涩难开。贪水者，若下之，其脉必厥。"贪"当作"恶"。其声嘤，微细也。咽喉塞；阴凝于上。若发汗，则战栗，阴阳俱虚。恶水者，三字衍。若下之，则里冷，不嗜食，大便完谷出；若发汗，句上当有"贪水者"三字。则口中伤，口疮。舌上白苔⑤，烦躁，脉数实，不大便六七日，后必便血；若发汗，三字衍。则小便自利也。贪水属血热，发汗阴益伤，故口疮，舌苔等燥涸之证兼见。"自利"当作"不利"。

微脉微阳虚。则为咳，寒咳。咳则吐涎，是寒饮，非热痰。下之则咳止，而利因不休。利不休，则胸中如虫啮，浊阴窒塞胸中，阻碍气道，故如虫咬，隐隐觉痛之意。或云此即蛔证。粥入则出，小便不利，中焦痞塞不运，故上格下关。两胁拘急，肝寒。喘息为难，颈背相引，强痛。臂则不仁。麻木弦硬。极寒反出汗，身冷若水，阳亡矣。眼睛不慧，语言不休，神乱矣。而谷食多入，前粥入则出，

---

① 寒多者便清谷，热多者便脓血：赵本作"寒多便清谷，热多便脓血"。
② 躁：赵本作"燥"。
③ 可灸之：赵本作"可救之"。
④ 小便难者：赵本作"若小便难者"。
⑤ 苔：赵本作"胎"。

而今反能食。此为除中，口虽欲言，舌不得前。寒则舌本筋脉亦强硬不运。①

脉数者，久数不止。止"止"上当有"不"字。则邪结，一说：止，谓竭至。数而止，促脉也。正气不能复，壮火食气也。邪气却结于脏，故邪气之与皮毛相得②。言邪气从内而淫外也。脉数者，不可下，下之必烦，利不止。此明邪在脏不在胃，亦不宜下也。

脉浮大，应发汗，医反下之，此为大逆③。

动气在右，肺虚。不可下，下之则津液内竭，肺气不化也。咽燥鼻干，头眩心悸也。肺金失其清肃下行之权，故浊火上升。

动气在左，肝虚。不可下，下之则腹内拘急，肝气益寒，筋脉拘急。食不下，木病妨土。动气更剧，虽有身热，卧则欲蜷。

动气在上心虚。不可下，下之则掌握热，犹云掌心热。烦，身上浮冷，句疑衍。热汗自泄，心血虚，心火浮越。欲得水自灌。

动气在下，肾虚。不可下，下之则腹胀满，命门火虚，无以生土，脾不运。卒起头眩，下虚火上冲。食则下清谷，心下痞也。

咽中闭塞者④，肾寒，气不上通也。不可下，下之则上轻下重，当是上重下轻。水浆不下，卧则欲蜷，身急痛，下利日数十行。

诸外实者，不可下，有表邪也。下之则发微热。热内陷，故外

---

① 赵本本段续于"脉濡而弱，弱反在关，濡反在巅，弦反在上，微反在下，弦为阳运，微为阴寒，上实下虚，意欲得温，微弦为虚，虚者不可下也"句之后。极寒反出汗：赵本作"极寒反汗出"。而谷食多入：赵本作"而谷气多入"。

② 邪气却结于脏，故邪气之与皮毛相得：赵本作"正气却结于脏，故邪气浮之，与皮毛相得"。

③ 此为大逆：赵本后有一"也"字。

④ 咽中闭塞者：赵本无"者"字。

热微。亡脉厥者，阳内陷已深，故手足厥冷无脉。当脐①握热。握，团结不散之意。

诸虚者，不可下，下之则大渴。求水者易愈，恶水者剧。诸虚者，阴精阳液并虚也，故下之则大渴。求水者，阴虽亡而阳犹存；恶水者，则并阳亦亡，故有愈、剧之分。

太阳病，外证未解②，不可下，下之为逆。

病欲吐者，邪在上焦。不可下。呕多③，邪在少阳。虽有阳明证，不可攻之。

夫病阳多者热，下之则硬。热多尚属表症，下之则引热内陷，津液被耗，而便因硬也。无阳阴强，大便硬者，下之必清谷腹满。无阳阴强，阴结病也。

伤寒发热，头痛，微汗出，此下当有"不恶寒"三字，盖温病或阳明症也。发汗则不识人；热甚神昏也。熏之则喘，火气上壅也。不得小便，心腹满；下之则短气，气伤。小便难，液伤。头痛背强；加温针则衄。参《温病》条。

下利脉大者，虚也，以其强下之故也。设脉浮革，因尔肠鸣者，属当归四逆汤。脉大者虚，即浮革之谓，此不当下。若强下之，则中益虚寒，而下利不止矣。夫虚寒但肠鸣，未必即下利也，其下利则以强下之故也，因言"设"，今后遇此，便当以当归四逆治之。

可下

大法，秋宜下。秋气降敛，故宜下也。勿泥。

---

① 脐：赵本作"齐"。
② 外证未解：赵本前有一"有"字。
③ 呕多：赵本前有"伤寒"二字。

凡服下药，用汤胜丸，中病即止，不必尽剂。①

下利，三部脉皆平，正不伤可知。按之心下硬者，邪实可知。急下之，宜大承气汤。

下利，脉迟而滑者，内实也，利未欲止，当下之，宜大承气汤。滑为宿食、痰饮之停阻，气阻故迟，非虚寒之迟。

问曰：人病有宿食者，何以别之？师曰：寸口脉浮而大，按之反涩，尺中亦微，当作大。而涩，故知有宿食。当下之，宜大承气汤。上条以滑为宿食，此以涩为宿食。盖食停而痰生则滑，食停而气阻则涩也。寸、尺该关在内。

下利，不欲食者，伤食恶食，故不欲食，与不能食者自别。以有宿食故也，当下之，宜大承气汤。

下利差后②，至其年月日时复发者，以病不尽故也，当下之，宜大承气汤。

下利，脉反滑，当有所去，下之乃愈③，宜大承气汤。

病腹中满痛者，此为实也，当下之，宜大承气汤④。

伤寒后脉沉，沉者，内实也，下解之⑤，宜大柴胡汤。上言承气，此言大柴胡，互文以听择用也。

脉双弦两手俱弦也。而迟弦迟为痰饮之停阻。者，必心下硬⑥；《金鉴》谓此肝邪挟寒饮伤胃，生姜泻心汤症也，不可下。脉大而紧者，阳中有阴也，阴，实邪有形之物也，即痰饮之类。曰"阳中阴"

---

① 赵本作"凡可下者，用汤胜丸散，中病便止，不必尽剂也"。

② 下利差后：赵本无"后"字。

③ 下之乃愈：赵本无"之"字。

④ 宜大承气汤：赵本作"宜大承气、大柴胡汤"。

⑤ 下解之：赵本作"下之解"。

⑥ 必心下硬：赵本无"必"字。

者，明其为大而紧，乃阳症中之实邪，可下者也。可以下之①，宜大承气汤。按：弦紧迟大，若浮而虚，则为革脉；沉而实，则为牢脉，均无可下之理。纵处不得不下之势，亦当用热药下之，岂可用大承气？此必有脱误耳。

◎差后劳复

大病差后劳复者，枳实栀子豉汤主之。若有宿食者，加大黄，如博棋子大五六枚。喻嘉言曰：劳复乃起居作劳，复生余热之病。方注作女劳复，大谬！女劳复者，自犯伤寒后之大戒，多死少生，岂有反用上涌下泄之理耶？《太阳篇》下后身热，或汗吐下后虚烦无奈，用本汤之苦，以吐彻其邪。此条用之，非取吐法也，乃用苦以发其微汗，正《内经》"火淫所胜，以苦发之"之义。观方中用清浆水七升，空煮四升，然后入药同煮，全是欲其水之熟而趋下，不至上涌耳。所以又云"覆令微似汗"，精绝！按：热自内发，已经浮越，故汗以散之，非有表邪也。煮水正取其久于上沸，资其气以发汗，不令下趋耳。吐不吐，在指探与否，不关水也。②

伤寒差已后，更发热者，余邪未尽也。小柴胡汤主之。邪留于半表半里也。脉浮者，以汗解之，邪留于表也。脉沉实者，以下解之。邪留于里也。③

大病差后，从腰以下有水气者，牡蛎泽泻散主之。喻嘉言

---

① 可以下之：赵本无"以"字。
② 赵本第393条。若有宿食者，加大黄，如博棋子大五六枚：赵本作"若有宿食者，内大黄如博棋子五六枚，服之愈"。
③ 赵本第394条。已：赵本作"以"。更发热者：赵本无"者"字。

曰：腰以下有水气者，水渍为肿也。《金匮》曰：腰以下肿，当利小便。此定法也。乃大病后，脾虚不运，以致水停泛溢，用牡蛎泽泻散峻攻，何反不顾其虚耶？正因水势未犯身半以上，急驱其水，所全甚大！设用轻剂，则阴水必袭入阳界，驱之无及。可见活人之事，迂疏辈必不能动中机宜，庸工遇大病后，悉行温补，自以为善，孰知其为卤莽灭裂哉！按：热病差后，多有遗热，温补使其复炽，热壅气滞，多成水肿之证，不可不知。此汤终不可轻用，勿泥喻说也。①

大病差后，喜唾，久不了了者，胃上有寒，寒症差后，胃阳虚，津液不运，多见此。当以丸药温之，宜理中丸。②

伤寒解后，虚羸少气，热伤气也。气逆欲吐者，余热不清，挟饮上逆。竹叶石膏汤主之。以益虚清热，而散逆气也。③

病人脉已解，而日暮微烦，日暮则胃阳愈弱故也。以病新差，人强与谷，脾胃气尚弱，不能消谷，故令微烦，损谷即愈。喻嘉言曰：病后精气久耗，岂惟不能胜药，并不能胜谷，故损谷则愈，而用药当思减损可知矣。④

◎ 阴阳易病

伤寒阴阳易之为病，其人身体重，少气，热伤气也。气困而体重。少腹里急，或引阴中拘挛，邪内攻也。热上冲胸，头重不欲举，眼中生花，热上攻也。膝胫拘急者，热伤筋脉也。烧裈散主

---

① 赵本第395条。

② 赵本第396条。久不了了者，胃上有寒：赵本作"久不了了，胸上有寒"。

③ 赵本第397条。气逆欲吐者：赵本无"者"字。

④ 赵本第398条。

之。喻嘉言云：病伤寒之人，热毒藏于气血中者，渐从表里解散。惟热毒藏于精髓中者，无繇发泄，故差后与不病之体交接，男病传不病之女，女病传不病之男，所以名为阴阳易，即交易之义也。烧裩裆为散者，以其人平昔所出之败浊，同气相求，服之小便得利，阴头微肿，阴毒仍从阴窍出耳。①

◎痉湿暍篇

伤寒所致太阳病，对下痉、湿、暍之太阳病言。**痉、湿、暍三种，宜应别论**②。言伤寒太阳病，与三种太阳病不同，此三种应别论也。六经之邪，皆先犯太阳，故太阳病不止一途。**以为与伤寒相似，故此见之。**曰"相似"，则不同可知。中暍与伤寒，冬夏异时，寒热异气，自不相混。若痉、湿二种，有不因伤寒而发者，亦有因伤寒而发者，宜细与分别。但症见痉湿，则虽因伤寒，亦不得纯用伤寒治法矣。

痉

痉③痉病在筋，多由火燥血枯，筋脉失荣所致。云属于风者，风即火耳。微则抽掣，甚则反张，小儿多有之，以小儿纯阳，不足于阴也。亦有由于寒湿，寒则抽引，湿渍则寒侵也。详《医碥》。**病身热**，火盛则身必热。**足寒**，上盛则下虚。**颈项强急**，筋拘急也。**恶寒**，火欲外达，恶寒遏闭。然亦有不恶寒者，观下条可见。**时头热面赤，目脉**

---

① 赵本第392条。阴阳易之为病：赵本作"阴易之为病"。

② 伤寒所致太阳病，痉、湿、暍三种，宜应别论：赵本作"伤寒所致太阳病痉湿暍，此三种宜应别论"。

③ 赵本无此字。

赤，皆火上盛之故。然此数症，皆伤寒所有，不独痉也。独头面摇，卒口噤，筋拘急，则头面口舌之筋络并抽掣。背反张者，病在太阳，筋脉抽掣，甚则如弓之反张。痉病也。三者惟痉有之。按：痉不独太阳，《明理论》[①]云：《金匮》曰，痉病，胸满口噤，卧不着席，脚挛急，必齘齿，与大承气汤。此属阳明者也。但阳明经行身之前，无反张之症。《此事难知》[②]云：头低视下，手足牵引，肘膝相构，阳明痉也。往来寒热，或左右一目牵斜，或左右一手搐搦，脉弦者，少阳痉也。详《医碥·痉门》。

太阳病，发热，以发热而名之曰太阳病，然未定其为伤寒所致之太阳，抑痉症所致之太阳。脉沉而细者，名曰痉。沉细者，沉取则细也。沉为阴分，细而兼数，则为阴血枯竭，发热脉细，少阴病亦然，未便断为痉，以显上节之症耳。凡人发热脉必浮洪，当于浮洪中，察其沉分之细否，而顾虑其血液之枯竭可也。若细而兼迟缓，则为湿凝于内，而发热为寒郁于内矣。太阳病发汗太多，因致痉，亡液则筋失养也，亡血亦然。太阳病，发热无汗，反 "反" 字疑衍。恶寒者，伤寒症也。名曰刚痉。太阳病，发热汗出，不恶寒者，温病也。名曰柔痉。痉病有由伤寒或温病致者，有自致者。刚者寒症而收引者也，柔者热症而干缩者也。

湿

详《医碥·湿门》

---

① 《明理论》，即《伤寒明理论》，金代成无己撰。约刊于1156年。
② 《此事难知》，元代王好古撰于1308年。本书系王氏编集其老师李杲的医学论述，包括属于基础理论的经络、脏腑、病理、病源及有关临床辨证、治法等内容。

太阳病，发热也，阳被湿郁，故热。关节疼痛而烦，湿滞之故。脉沉而细者，此名湿痹。着而不行也。湿痹之候，其人小便不利，湿无从泻。大便反快，湿盛不得从水道去，故反从谷道去。湿家多泻，往往如此。但当利其小便。此症湿邪内盛。

湿家之为病，一身尽疼，发热，身色如似熏黄。黄而晦暗也。此症湿邪外发。

湿家其人但头汗出，内阳被湿郁闭，不得外越，故上蒸为汗，但从头出也。背强，经络为湿所滞。欲得被覆向火，湿盛生寒。若下之早则哕。胸满，湿热之气，为下药之寒所遏，故上冲而哕，不运而满。小便不利，舌上如苔者，似苔非苔，湿气之浸渍所成也。以丹田有热，胸中有寒，当是丹田有寒，胸中有热，以湿上蒸而热也。渴欲得水，而不能饮，上热而下实寒之故。则口燥烦也。

湿家下之，额上汗出，微喘，上脱也。小便利者死，若下利不止者亦死。下脱也。头汗出，原以小便利为不死，盖气尚下行，则不上脱可知。此小便利，当是遗失之意，非通利之谓。

问曰：风湿相抟，一身尽疼痛，法当汗出而解。值天阴雨不止，此医所以大发其汗也。医云此可发汗，汗之病不愈者，何也？答曰：发其汗，汗大出者，但风气去，湿气在，是故不愈也。若治风湿者，发其汗，但微微似欲出汗者，风湿俱去也。汗大出而湿不去者，以汗太骤，反不透也，观暴雨不入土可知。桂枝汤注云，"不可令如水淋漓"，亦此意。

病者一身尽疼，发热，日晡所剧者，此名风湿。此病伤小① 汗出当风，或久伤取冷所致。湿热外蒸，为寒所闭，故发热而疼。日

---

① 小：赵本作"于"。

晡所剧者，则湿在肌肉间，属午未土也。此与《阳明篇》日晡发热不同，盖彼日晡乃热，此则无时不热，特日晡甚耳。

湿家病，身上身上，身之上截也。疼痛，发热，面黄而喘，头痛鼻塞而烦，其脉大，自能饮食，腹中和无病，病在头中寒湿，故鼻塞，内药鼻中则愈。用一物瓜蒂散，搐鼻中，出黄水则愈。

暍

详《医碥·暑门》

太阳中热者，外中暑热之气。暍是也。其人汗出恶寒，腠疏故恶。身热而暍也①。

太阳中暍者，发热，恶寒，身重而疼痛，热伤气不运使然，又夏天湿热二气交蒸，热动其湿，故也。其脉弦细芤迟，弦细芤迟，只当虚字看，不必泥。小便已，洒洒然毛耸，热伤气虚，小便气下泄，则益虚，故也。手足逆冷，气虚阳不布也。小有劳，身即热，阳性一动即热。口开，热气欲从口出。前板齿燥。若发汗，则恶寒甚；阳益泄，外益虚。加温针，则发热甚；热恶火助。数下之，则淋甚。热已伤津，而复下以亡液，则小水告匮矣。此症不惟热病伤阴，亦且壮火食气，阴阳两虚。法宜益气生津清热乃是，白虎人参或参汤调益元散。

太阳中暍者，身热疼重，而脉微弱，此以夏月伤冷水，水行皮中所致也。此中暍而兼伤湿者。

---

① 身热而暍也：赵本作"身热而渴也"。

◎霍乱

详《医碥》本门

问曰：病有霍乱者何？答曰：呕吐而利，是名霍乱。程郊倩曰：凡病至而能奠安治定者，全借中焦脾胃之气为主。今则邪犯中焦，卒然而起，致令脾胃失其主持，一任邪之挥霍，呕吐下利，从其治处而扰乱之，是名霍乱。无论受寒、中暑及挟饮食之邪，皆属中气乖张，变治为乱之象。①

问曰：病发热头痛，身疼恶寒，兼外感者，先有此，若因霍乱所致，则在吐利之后。盖吐利则阴虚，阳浮冒而发热头痛，邪阻气闭而身疼，阳虚失卫而恶寒也。吐利者，此属何病？曰：此名霍乱，霍乱自吐下，自之为言，不必由外感也。又利止，复更发热也。②

伤寒其脉微涩者，本是霍乱，脉微涩，何云霍乱？盖有吐利之症也。今是伤寒，言脉微涩而吐利，本是霍乱，今则审察辨别，知其症是伤寒，而非霍乱也。却四五日，至阴经上，转入阴必利，太阴必自利也。本呕，邪在阴经时多呕。下利者，不可治也。呕利类乎霍乱，不知霍乱之吐利发于陡然，不似伤寒之先见表症数日乃见吐利，故不可以霍乱之治治之也。欲似大便，而反矢气，仍不利者，此属阳明也。此因上阴经之利而言，若不利则属阳明也。便必硬，十三日愈。所以然者，经尽故也。此三句本《内经·热病论》，然不必泥。或曰此错简，当在"不可治也"句下。③

下利后，当便硬，此承上条便硬属阳明而细辨之，言阳明初亦有利者，一利后即硬，不似阴经之利不止也。硬而能食者愈，胃热而后便

---

① 赵本第382条。是名霍乱：赵本作"此名霍乱"。
② 赵本第383条。
③ 赵本第384条节录。

硬，能食，则胃气已和，而不膜胀可知，故愈。今反不能食，到后经中，颇能食，复过一经，能食，言始不能食，渐乃能食也。过之一日，当愈。若病止属阳明，则胃气即复，自当愈矣。不愈者，不属阳明也。则病在他经矣。盖胃气虽和，而他经之邪自留也。到后经，复过一经，犹云再过一日、两日耳。以上二条，与霍乱无涉，当是错简。①

霍乱，头痛发热，身疼痛，热多欲饮水者，五苓散主之；寒多不用水者，理中丸主之。②

恶寒脉微而复利，利止亡血也，即亡液。四逆加人参汤主之。回阳为急，《金匮》谓"亡血不应用热剂"，"利止"当作"不止"，"亡血"当作"亡阳"。③

吐利止，而身痛不休者，寒邪滞于表。当消息和解其外，宜桂枝汤小和之。此挟外感者。一云，桂枝汤少少服之则但和营卫，而不发汗，盖病后血液虚，不运，故身痛，与此和之耳。④

吐利汗出，发热恶寒，四肢拘急，手足厥冷者，四逆汤主之。⑤

既吐且利，小便复利，而大汗出，下利清谷，内寒外热，脉微欲绝者，四逆汤主之。⑥

吐已，下断，止也。汗出而厥，四肢拘急不解，脉微欲绝者，通脉四逆加猪胆汁汤主之。⑦

---

① 赵本第384条节录。硬而能食者：赵本作"硬则能食者"。

② 赵本第386条。

③ 赵本第385条。

④ 赵本第387条。

⑤ 赵本第388条。

⑥ 赵本第389条。

⑦ 赵本第390条。通脉四逆加猪胆汁汤：赵本无"汁"字。

吐利发汗，脉平，小烦者，以新虚不能胜谷气也。注见《劳复》末条。小烦，谓食后微烦也。①

◎温病

太阳病，发热而渴内外俱热。不恶寒者，为温病。说附《王叔和序例》后。此症大青龙及河间②水解散可酌用，详《医碥》。若发汗已，身灼热者，名曰风温。表里俱热，而误用辛热发汗，则热益炽，火气之鼓荡如风，故曰风温。脉阴阳即寸尺。俱浮，浮，洪盛之意。自汗出，火蒸而出，伤寒烦热，汗出则解。温症误汗，热闷转增。身重，热伤气，无气以动，故重。此在自汗后得之，故非湿症之身重。多眠睡，息必鼾，语言难出，热盛伤气，气滞神昏也。若被下者，小便不利，或云，"小便不利"句当在"若被下"句上。直视失溲，水亏营竭，肾气不藏也。若被火者，微发黄色，脾阴不守，土气外见。剧则如惊痫，静则神藏，躁则消亡，热极生风也。时瘛疭，血不能养筋也。若火熏之，一逆尚引日，再逆促命期。程郊倩云，温病，大都其人平日阴虚液少，故才感温热之气便病，《经》所谓"冬不藏精，春必病温。"然犹是阳盛使然。若阳气并虚，发不能发，则骨蒸劳热等症之源头也。③

---

① 赵本第391条。以新虚不能胜谷气也：赵本作"以新虚不胜谷气故也"。
② 河间，即刘完素（约1120—1200），金代著名医家，金元四大家之一。字守真，自号通玄处士。河间（今河北河间）人，因称刘河间。善用寒凉药物，后世称之为寒凉派。生平著作有《素问玄机原病式》《素问病机气宜保命集》《宣明论方》《三消论》《伤寒直格》《伤寒标本心法类萃》等。
③ 赵本第6条。名曰风温：赵本无"曰"字。"脉阴阳俱浮"句，赵本前有"风温为病"四字。息必鼾：赵本作"鼻息必鼾"。

◎ 辨脉法

问曰：脉有阴阳，何谓也？答曰：凡脉大、浮、数、动、滑，此名阳脉也[1]；脉沉、涩、弱、弦、微，此名阴脉也[2]。凡阴病见阳脉者生，阳病见阴脉者死。

问曰：脉有阳结阴结者，何以别之？答曰：其脉浮而数，能食，不大便者，此为实，名曰阳结也，期十七日当剧。日数疑误，乌有十余日方剧之理！其脉沉而迟，不能食，身体重，阳微阴盛，滞而不运。大便反硬，阴凝不化，如冰之结也。名曰阴结也，期十四日当剧。

问曰：病有洒淅恶寒，而复发热者何？此内伤之发热恶寒，与外感不同。看复字，只是一症，则下文两不足，自是阴阳并虚，故恶寒与发热并见也。答曰：阴脉不足，阳往从之，阳脉不足，阴往乘之。曰：何谓阳不足？答曰：假令寸口谓寸部。脉微，名曰阳不足，阴气上入阳中，则洒淅恶寒也。阳虚不能卫外，故恶寒。问：阴气上入阳中，此为下焦之阴寒耶？曰：阳不足则寒生，不必下焦素有寒气也。以阴加于阳分，变见于寸，寸为上部，故曰上入耳。曰：何为[3]阴不足？答曰：假令[4]尺脉弱，名曰阴不足，阳气下陷入阴中，则发热也。阳本外达，阴虚不能载阳，故下陷，则不达于外。郁于内而为热，热郁于内，久则蒸发于外矣。然其发热与外感异，东垣[5]手扪法可

---

① 此名阳脉也：赵本作"此名阳也"。

② 此名阴脉也：赵本作"此名阴也"。

③ 为：赵本作"谓"。

④ 赵本无"假令"二字。

⑤ 东垣：指李杲（1180—1251），字明之，真定（今河北省正定）人，晚年自号东垣老人，"金元四大家"之一，著有《内外伤辨惑论》《脾胃论》《兰室秘藏》等。

辨也。阳脉浮，阴脉弱者，则血虚，血虚则筋急也。其脉沉者，营气微也。其脉浮，而汗出如流珠者，卫气衰也。营气微者，加烧针，则血流不行，更发热而躁烦也。烧针助阳损阴。脉蔼蔼如车盖者，名曰阳结也。上条阳结，脉浮数，如车盖，则浮数而有上拥之象也。脉累累如循长竿者，名曰阴结也。阴结沉迟，如循竿则又有弦劲之意矣。脉瞥瞥如羹上肥者，瞥，过目暂见也，言轻浮而若有若无也。阳气微也。脉萦萦如蜘蛛丝者，柔弱而极细也，阳气虚也。脉绵绵如泻漆之绝者，软弱欲绝之意。亡其血也。

脉来缓，即迟也。时一止复来者，名曰结。如人之徐行而停。脉来数，时一止复来者，名曰促。如人之疾行而蹶。阳盛则促①，阴盛则结，此皆病脉。结促有因实邪留阻者，有因正气虚困者，宜分别观之。

阴阳相抟，名曰动。阴阳相搏击，虚者则动也。阳动则汗出，被阴所击则动。阴动则发热。被阳所击则动，阴虚阳乘，故发热。形冷恶寒者，此三焦伤也。此二句当是错简。若数脉见于关上，偶举关上为言耳。上言阳动、阴动，是动脉见于寸尺也。上下无头尾，状其圆突如豆耳。非上不至寸，下不至尺也。如豆大，厥厥动摇者，名曰动也。此状动脉之体。言数脉如豆而摇动者，名曰动也。盖脉动必数。《金鉴》谓厥厥似有根之摇动，动而不移，不若滑脉之流动不定也。又谓汗出当作发热，发热当作汗出，此则非是。

阳脉浮大而濡，阴脉浮大而濡，阴脉与阳脉同等者，名曰缓也。此为和缓之缓，非迟缓之缓。阴阳以尺寸言。

脉浮而紧者，名曰弦也。弦者，状如弓弦，按之不移也。犹言不改。脉紧者，如转索无常也。转索，绞绳也，紧急之意。"无

---

① 阳盛则促：赵本前有一"脉"字。

常"与"不移"对，盖乍紧耳。若常紧，则土败木贼，为真脏之见矣。

脉弦而大，弦则为减，阳气减损也。大则为芤，阴血亦空虚。减则为寒，芤则为虚，寒虚相抟，此名为革，妇人则半产漏下，男子则亡血失精。寒不摄血也。

问曰：病有战而汗出，因得解者，何也？答曰：脉浮而紧，按之反芤，此为本虚，故当战而汗出也。其人本虚，是以发战，以脉浮，故当汗出而解也。若脉浮而数，按之不芤，此人本不虚，若欲自解，但汗出耳，不发战也。

问曰：病有不战而汗出解者，何也？答曰：脉大而浮数，故知不战汗出而解也。

问曰：病有不战不汗出而解者，何也？答曰：其脉自微，邪正并衰。此以曾经发汗、若吐、若下、若亡血，以内无津液，此阴阳自和，必自愈，故不战不汗出而解也。亡血液，故不能作汗。而经吐汗下，则邪亦不复留，故解。邪正俱衰，故不能战。所谓和者，如两军交争，两败俱伤，因而罢兵休息耳。

问曰：伤寒三日，脉浮数而微，病人身凉和者，何也？曰：此为欲解也①，解以夜半。脉浮而解者，濈然汗出也；脉数而解者，必能食也；脉微而解者，必大汗出也。浮数发热，大则病进，微则邪衰，故身凉和而欲解。夜半阴盛之时，阳邪自不能留，且阴液充足，故汗出而解也。数为热盛，热盛则胃满而不能食，今能食，则胃气和可知，故解。

问曰：脉病欲知愈未愈者，何以别之？答曰：寸口、关上、尺中三处，大小浮沉迟数同等，虽有寒热不解者，此脉阴

────────────

① "曰：此为欲解也"，赵本前有一"答"字。

阳平和^①，虽剧当愈。

师曰：立夏得洪大脉，是其本位，非有病也。其人病身体苦疼重者，须发其汗。若明日三字疑衍。身不疼不重者，是本无病症。不须发汗。若汗濈濈自出者，明日便解矣。何以言之？立夏得洪大脉，是其时脉，故使然也。脉合时令，则无病固不必医，有病亦易为治。

四时仿此。

问曰：凡病欲知何时得，何时愈。答曰：假令夜半得病者，明日日中愈；日中得病者，夜半愈。何以言之？日中得病夜半愈者，以阳得阴则解也；夜半得病，明日日中愈者，以阴得阳则解也。

寸口脉浮为在表，沉为在里，数为在腑，迟为在脏。假令脉迟，此为在脏也。腑脏皆在里，则迟数乃沉分之迟数也。数亦有脏热者，迟亦有腑寒者，不可泥。

趺阳脉浮而涩，迟涩。少阴脉如经^②，惟少阴如常。其病在脾，脾寒也。法当下利。何以言之？若脉浮大者，气实血虚也，则当为躁结。今趺阳脉浮而涩，故知脾气不足，胃气虚也，脾胃一家，脾寒实由胃阳之虚。以少阴脉弦而浮才见，此为调脉，故称如经也。弦有力之谓，与迟涩异，故曰"如经"。若反滑而数者，则热盛矣。此句双顶趺阳、少阴。故知当屎脓也。按：少阴脉本沉，今弦浮而云"如经"者，盖就伤寒脉症说。浮弦即浮紧，合乎伤寒浮紧之常也。此条大意，说伤寒之脉，各部皆须浮紧，方合常经，若有一处浮迟，便为不足。今察得浮迟之脉，系在趺阳，不在少阴，故断为胃脾虚寒也。此盖

---

① 此脉阴阳平和：赵本作"此脉阴阳为和平"。
② 少阴脉如经：赵本句末有一"者"字。

申上条"浮为在表，假令脉迟，此为在脏"之意，而言表症兼见迟脉，当审其表里耳。问：浮涩安知非表阳不足，而断为脏病，何也？曰：沉为在里，趺阳不足，自见沉涩，因外感故浮耳。言浮涩，自该沉涩，非涩独见于浮分也。然则少阴之云如经，亦以其浮脉之弦紧，合于表症者言之，而其里诊之无他，亦自该于其中矣。再按：以趺阳而知为脾病，脾有阴阳，候阳于浮，浮而涩滞，则阳不足而寒也。滑数屎脓，又暗申上节"数为在腑"句，《金鉴》谓"少阴脉弦而浮，当作沉而滑"，亦是。

寸口脉浮而紧，浮则为风，紧则为寒。风则伤寒[1]，寒则伤营，营[2]卫俱病，骨节烦疼，当发其汗也。观此，可知伤寒症为营卫两伤，非单伤于营矣。前以浮缓为伤风，浮紧为伤寒，今又以浮紧为风寒兼，可见风寒可分而不可分矣。

趺阳脉迟而缓，犹云和缓。胃气如经也，外邪散，则脉和缓而胃气安。趺阳脉浮而数，浮则伤胃，胃气热也。数则动脾，热乘脾也。此非本病，言外感不应有里症也。医特下之所为也。营[3]卫内陷，误下，则引营卫之邪内入。其数先微，阴液伤，脾伤故脉亦衰，而数变为微。脉反但浮，言但浮而不数也，则胃热仍在。其人必大便硬，气噫而除。液涸故硬，胃中胀满，故欲噫气以通之。何以言之？本以数脉动脾，其数先微，故知脾气不治，阴液伤，脾失职也。大便硬，气噫而除。今脉反浮，其数改微，邪气独留，脾伤而胃热尚盛。心中则饥，胃热本消谷善饥。邪热不杀谷，脾伤气不能运也。潮热发渴，一片阳明症。数脉当迟缓，脉因前后度数如法，病者则饥，三句不明恐误。数脉不时，则生恶疮也。热则血气壅滞于经络故也。

---

① 风则伤寒：赵本作"风则伤卫"。

② 营：赵本作"荣"。

③ 营：赵本作"荣"。

师曰：病人脉微而涩者，此为医所病也。大发其汗，又数大下之，其人亡血，当是亡气血。病当恶寒，后乃发热，无休止时。夏月盛热，欲着复衣；冬月盛寒，欲裸其身。恶寒发热，一时兼见，不分冬夏，此互言以见意耳。所以然者，阳微则恶寒，阴弱则发热，此医发其汗，使阳微，又大下之，令阴气弱。五月之时，阳气在表，胃中虚冷，以阳气内微，不能胜冷，故欲着复衣①。十一月之时，阳气在里，胃中烦热，以阴气内弱，不能胜热，故欲裸其身。又阴脉迟涩，故知亡血也。

脉浮而大，心下反硬，有热，属脏者，攻之，不令发汗；属腑者，不令溲数，溲数则大便硬。汗多则热愈，汗少则便难，"汗多"当作"汗少"，"汗少"当作"汗多"。上句是陪笔。大，阳明脉；兼浮，又有身热。表症尚在，则心下不当硬，而反硬，此须审。若果硬在心下，为痞与结胸等症，当用泻心汤等攻之。心为脏，故云"属脏"，若审属胃腑病，虽硬在心下，尚未在胃，不可攻。然小便不利，大便即硬，其去可攻不远，故不可令溲数。又不可汗，以汗多则小便亦竭，胃失润，亦燥结也。脉迟尚未可攻。

脉浮而洪，身汗如油，喘而不休，水浆不下，形体不仁，乍静乍乱，此为命绝也。

又未知何脏先受其灾，其汗出发润，喘而不休者②，此为肺先绝也。阳反独留，阴先绝也。其体如烟熏，直视摇头者，此为心绝也。唇吻反青，土克木也。四肢漐习者，谓四肢汗出，漐漐不已。此为肝绝也。环口黧黑，柔汗即冷汗。发黄者，此为脾绝

---

① 夏月盛热，欲着复衣……不能胜冷，故欲着复衣："着"，赵本俱作"著"。使阳微：赵本作"使阳气微"。

② 其汗出发润，喘而不休者：赵本作"若汗出发润，喘不休者"。

也。溲便遗失，狂言，目反直视者，此为肾绝也。

又未知何脏阴阳先绝①，若阳气前绝，阴气后竭者，其人死，身色必青；阴气前绝，阳气后竭者，其人死，身色必赤，腋下温，心下热也。

寸口脉浮大，重按则空。而医反下之，此为大逆。浮则无血，阴虚。大则为寒，大可言虚不可言寒，此言寒者，必兼迟也。又阴虚则阳无根而外浮，故外热而内寒也。寒气相抟，本寒，而复下之，则内之寒与药之寒相搏。则为肠鸣。寒气下趋空肠中，故鸣。医乃不知，而反饮冷水，误之又误。令汗大出，汗，冷汗也。水得寒气，得合并也。冷必相抟，其人即噎。《准绳》云：饐与噎通，盖气逆而咽喉噎塞也，详下条。

趺阳脉浮，重按则无。浮则为虚，虚浮浮字疑误。相抟，故令气噎，言胃气虚竭也。脉滑则为哕，《准绳》谓噎与哕皆妄下后，复与水以发其汗，胸中虚气逆而作，轻则为噎，即东垣咽喉噎塞，口开目瞪之症，然无声也。哕即呃逆，愚谓哕当作衄，观下文自见。此为医咎，责虚取实，守空逼血②。犹云责贫人取财，守空仓索米。脉浮，鼻中燥者，必衄也。

诸脉浮数，当发热，而洒淅恶寒，若有痛处，饮食如常者，蓄积有脓也。气壅滞于里，则不宜宣畅于外，故洒淅恶寒，此痈疽之诊。

脉浮而迟，面热赤而战惕者，表邪欲解，而内虚无力托送也。六七日当汗出而解，反发热者，"反"当作"不"。差迟。迟为无阳，不能作汗，其身必痒也。

---

① 先：赵本作"前"。
② 逼：赵本作"迫"。

寸口脉阴阳浮沉也。俱紧者，法当清邪雾露之气。中于上焦，浊邪泥水之淫，中于下焦。清邪中上，名曰洁也；浊邪中下，名曰浑也。此段总冒。阴即下焦。中于邪，必内栗也，表气微虚，里气不守，故使邪中于阴也。此段即直中阴症。阳即上焦。中于邪，必发热头痛，项强颈挛，腰痛胫酸，所谓阳中雾露之气，故曰清邪中上，此段即太阳伤寒症。清邪，湿之无形者，只清寒之气耳，故病与伤寒同，皆发热、头项强痛、腰痛、胫酸。浊邪则有形之湿，故止伤下焦，而足冷便出也。然清邪止伤经络，浊邪兼溃肌骨脏腑，伤在表则郁热，如伤寒之传经，伤及里则寒透，而如伤寒之直中矣。浊邪中下。阴气为栗，足膝逆冷，便溺妄出。无阳以摄之也，此申直中。表气微虚，里气微急，此下言太阳传经热症。三焦相混①，俱热。内外不通。不汗，便又闭也。上焦怫郁，脏气相熏，口烂蚀龂也。中焦不治，胃气上冲，热也。脾气不转，便结。胃中为浊，停屎。营②卫不通，血凝不流。若卫气前通者，前之为言先也，通谓得汗。小便赤黄，与热相抟，卫气与热相抟。因热作使，与热相引而行。游于经络，出入脏腑，热气所过，则为痈脓。热虽甚不死，以得通也。若阴气前通者，阳气厥微，阴无所使，阴之所以得通者必以得下之故，下则阳气骤陷，故厥，下则热从利去，无所使，而不游行也。客气即寒邪。内入，嚏而出之，感冒者多嚏，内气通，则不容邪。声嗢咽塞，气道不利也，即声嘶讲话不出之意。寒厥相逐③，为热所壅④，外则手足厥逆，而内则热气壅闭也。血凝邪滞故凝。自下，得通故下，卫

---

① 混：赵本作"涸"。
② 营：赵本作"荣"。
③ 逐：赵本作"追"。
④ 壅：赵本作"拥"。

主气，故以溺出验其通，营主血，故以血下验其通。状如豚肝。阴阳俱厥，若不通，而阴阳之气俱逆。脾气孤弱，中州失守。五液注下。下焦不阖，清同圊。便下重，似痢非痢。令便数难，似淋非淋。脐筑，动气见于脐间，湫通，便溺之道通。命将难全①。此条疑多错简。

脉阴阳俱紧者，此直中三阴下寒上热之症。口中气出，唇口干燥，蜷卧足冷，鼻中涕出，舌上苔滑，勿妄治也。不可误以阳症治之。到七日以来，其人微发热，手足温者，阳回也。此为欲解；或到八日以上，反大发热者，此为难治。邪盛而正衰也。设使恶寒者，必欲呕也；腹内痛者，必欲利也。

脉阴阳俱紧，至于吐利，其脉独当作紧，言吐利后脉仍紧，则病不解也。不解；紧去入安，若紧脉去，则入于安矣。此为欲解。若脉迟，至六七日不欲食，此为晚发，水停故也，二句，《金鉴》谓是错简。为未解；食自可者，则脾胃健运可知。为欲解。

病六七日，手足三部脉皆至，即上第十四条所谓大小浮沉迟数同等意。大烦而口噤不能言，其人躁扰者，烦躁而战也。必欲解也。若脉和，其人大烦，目重，睑睑，眼弦也。内际黄者，重睑，睑覆下垂，目欲合也，为阴来济阳之兆。内际黄，为胃气复之征。此欲解也。成无己曰，病以脉为主，若脉不和，目黄，大烦者，邪胜也，其病为进。

脉浮而数，浮为风，数为虚，虚当作热。风为热，虚为寒，二句疑衍。风虚相抟，当作风热。则洒淅恶寒也。

脉浮而滑，浮为阳，滑为实，阳实相抟，其脉数疾，卫气失度。浮滑之脉数疾，至八九至。发热汗出者，阳脱也。此为不治。

伤寒咳逆上气，其脉散者死，谓其形损故也。

---

① 脐筑，命将难全：赵本作"齐筑湫痛"。

◎平脉法

程郊倩云：前篇辨脉理，此篇示诊法。

问曰：脉有三部，阴阳相乘，寸阳尺阴，相乘，如寸见阴脉，为阴乘阳，尺见阳脉，为阳乘阴。营①卫血气，在人体躬。呼吸出入，上下于中，言血气随呼吸而出入上下于其间也。因息气息。游布，津液流通。随时动作，效象形容。言脉体本和缓。春弦秋浮，冬沉夏洪。察色观脉，大小不同，一时之间，变无经常。尺寸参差，或短或长，上下乖错，或存或亡。病辄改易，进退低昂，心迷意惑，动失纪纲。愿为具陈，令得分明。师曰：子之所问，道之根源。脉有三部，尺寸及关，营卫流行，不失衡铨。犹云轻重。肾沉心洪，肺浮肝弦，此自经常，不失铢分。出入升降，漏刻周旋，水下二刻，一周循还②。当复寸口，虚实见焉，数语本《内经》。变化相乘，阴阳相干。风则虚浮③，寒则牢坚，沉潜水蓄④，支饮急弦。动则为痛，数则热烦，设有不应，知变所缘。三部不同，病各异端，太过可怪，不及亦然。邪不空见，中必有奸⑤，审察表里，三焦别焉。知其所舍，消息诊看，料度腑脏，独见若神。为子条记，传与贤人。

师曰：呼吸者，脉之头也。头，犹言发端也。脉行由于气行，呼吸，气之行也。

---

① 营：赵本作"荣"。
② 水下二刻，一周循还：赵本作"水下百刻，一周循环"。
③ 风则虚浮：赵本作"风则浮虚"。
④ 沉潜水蓄：赵本作"沉潜水滀"。
⑤ 中必有奸：赵本作"终必有奸"。

初持脉，来疾去迟，此出疾入迟，名曰内虚外实也。自沉而之浮，则紧疾；自浮而返沉，则迟缓也。如行路者，驰马而出，缓辔而返耳。缘邪实于外，卫阳被遏，相与搏击，故脉应之，浮分紧疾，外病里不病，故沉分和缓也。初持脉，来迟去疾，此出迟入疾，名曰内实外虚也。

问曰：上工望而知之，中工问而知之，下工脉而知之，愿闻其说。师曰：病家人请云，病人苦发热，身体疼，病人自卧，安卧也，表解乃安卧。此四字，当在"师到"之下。师到诊其脉，沉而迟者，知其差也。何以知之？表有病①，脉当浮大，今脉反沉迟，故知愈也。假令病人云腹内卒痛，病人自坐，痛止乃能坐。此句当在"师到"下。师到脉之，浮而大者，知其差也。何以知之？里有病者②，脉当沉而细，今脉浮大，故知愈也。

师曰：病家人来请云，病人发热烦极。明日师到，病人向壁卧，静卧也。此热已去也。设令脉不和，"不"字疑衍。处言已愈。阳热症，卧多向外，阳好动也，阴寒症，卧多向内，阴好静也。发热烦极，而得向壁卧，则阳退阴复，而安静矣。

设令向壁卧，闻师到，不惊起惊喜而起也。而盻视③，斜视也，有不悦意。若三言三止，心虚则言多忤而中止。脉之咽唾者，此诈病也。此承上条"请云烦热"言，热则津应干，当无唾咽。设令脉自和，处言汝病太重④，当须服吐下药，针灸数十百处⑤。令畏而不得不云愈。

---

① 表有病：赵本作"若表有病者"。
② 里有病者：赵本作"若里有病者"。
③ 盻：原作"盼"，文意不符，据赵本改。盻［xì］：仇视。
④ 太重：赵本作"大重"。
⑤ 针灸数十百处：赵本后有"乃愈"二字。

师持脉，病人欠者，无病也。欠者，先引气入而后呵也，阴阳和，故欠。脉之呻者，病也。有所苦故呻。言迟者，风也。言迟者，语言涩謇之谓，风邪拘其舌络。摇头言者，里痛也。痛深则艰于出声，故摇头以示缓。行迟者，表强也。风邪束其筋络，故步履不随。坐而伏者，短气也。内虚气短，恐动则增促也。坐而下一脚者，腰痛也。坐久痛郁，下一脚以求伸。里实护腹，如怀卵物者，心痛也。心痛则呕而捧护其痛处，实邪实也。

师曰：伏气之病，病气之伏脏者。以意候之。今月之内，欲有伏气，犹言这时候恐要发也，如此病每发于春月。今值春月，则恐其复发耳。假令旧有伏气，当须脉之。发否未可知，故须脉之。若脉微弱者，当喉中痛似伤，非喉痹也。病人云：实咽中痛。虽尔，今复欲下利。如其人肾虚脉微弱，每至此月，则发为喉痛、下利之症。今脉之而果微弱，我知其旧症必发而喉痛也。夫喉痛有实热者，是名喉痹。痛必伤喉，今系肾虚喉痛，则非喉痹，而不伤可知。纵病人自谓咽痛，疑为喉痹，而我亦断为不然，且决其必下利，何者？以脉之微弱，与适当其发之时知之耳。《金鉴》以此为冬伤于寒，不即发，至春乃发为温病者，由其人冬不藏精，邪中于肾，春月发陈，正伏气欲发之候，脉之而微弱，是肾脉也。喉痛，肾症也，脉微弱，故为虚痛，而非喉痹之实痛，且断其必下利也。

问曰：人病恐怖者①，其脉何状？师曰：脉行如循丝累累然，其面白脱色也。恐则气下神夺，故脉细而不定。面色脱白者，血随气下也。

人不饮，其脉何如②？如妇人断气，数日不饮不食之类。师曰：

---

① 人病恐怖者：赵本无"病"字。
② 人不饮，其脉何如：赵本作"问曰：人不饮，其脉何类？"

脉自涩，脉失游溢之精气也。唇口干燥也。

人愧者①，其脉何类？师曰：脉浮而面色乍赤乍白②。愧则心虚负歉，肺气亦荡而不定，故脉浮而面色乍赤乍白也。

问曰：脉有灾怪，何谓也？师曰：假令人病，脉得太阳，形症相应③，因为作汤，比还师还家为作汤也，二句倒装文法。送汤，如食顷，不久也。病人乃大吐，下利④，腹中痛。师曰：我前来不见此症⑤，今乃变异，是名灾怪。问曰⑥：何缘作此吐利？答曰：或有旧时服药，今乃发作，故为灾怪耳。送汤不久，药气未及行，故知是旧药所致。

问曰：《经》说脉有三菽六菽重者，何谓也？师曰：脉人以指按之，如三菽之重者，肺气也；如六菽之重者，心气也；如九菽之重者，脾气也；如十二菽之重者，肝气也；按之至骨者，肾气也。只是大概耳，勿泥。假令下利，寸口、关上、尺中，悉不见脉，然尺中时一小见，脉再举头者，一呼再至也。肾气也。若见损脉来至，一息二至为损。为难治。假令分段，上段以浮沉言，下段以至数言，不相属，疑错简。

问曰：东方肝脉，其形何似？师曰：肝者，木也，名厥阴，其脉微弦，不甚弦也。濡弱而长，是肝脉也。肝病自得濡弱者，愈也。假令得纯弦脉者，死。何以言之？以其脉如弦直，

---

① 人愧者：赵本前有"问曰"二字。
② 乍赤乍白：赵本作"乍白乍赤"。
③ 形症相应：赵本作"与形证相应"。
④ 下利：赵本作"若下利"。
⑤ 症：赵本作"证"。
⑥ 问曰：赵本作"又问曰"。

此是肝伤①，故知死也。

南方心脉，其形何似？师曰：心者，火也，名曰少阴②，其脉洪大而长，是心脉也。心病自得洪大者，愈也。假令脉来微去大，浮小沉大。故名反，心脉以来盛去衰为平，今来微去大，即来衰去盛也，故曰反。病在里也。火郁于内。脉来浮也。头寸也。小本尺也。大，《金鉴》谓当作"来大去小"。故名覆，阳为阴所覆。病在表也。表寒闭遏。上浮也。微头小者，《金鉴》谓"头"字衍。浮而微，寸更细。则汗出。表阳虚而汗出。下微本大者，《金鉴》谓当作"下微小"。下，沉也。沉而微，但尺略大。则为关格不通，不得尿。沉而微，则内阳虚而不运。尺略大，则寸小可知，阳下陷而失职，阳为阴没，不能布化，故上不纳食，下不能便也。头无汗者，可治，有汗者死。阳脱也。《金鉴》谓"上微小"承"来微去大"，为阴盛；"下微小"承"来大去小"，为阳盛；阴盛则病关，阳盛则病格。其说亦通，然恐非本意。

西方肺脉，其形何似？师曰：肺者，金也，名太阴，其脉毛浮也。肺病自得此脉，若得缓迟者，皆愈。若得数者则剧。何以知之？数者，南方火，火克西方金，法当壅肿③，即痈肿。为难治也。

问曰：二月得毛浮脉，何以处言至秋当死？师曰：二月之时，脉当濡弱，反得毛浮者，故知至秋死。二月肝用事，肝属木，脉应濡弱，反得毛浮者④，是肺脉也。肺属金，金来克木，

---

① 此是肝伤：赵本作"此是肝脏伤"。

② 名曰少阴：赵本无"曰"字。

③ 壅肿：赵本作"痈肿"。

④ 反得毛浮者：赵本作"反得毛浮脉者"。

故知至秋死，他皆仿此。

师曰：脉肥人责浮，瘦人责沉。肥人当沉，肉厚也。今反浮，瘦人当浮，肉薄也。今反沉，故责之。

师曰：寸脉不下至关，为阳绝；阳不下通。尺脉上不至关，为阴绝，阴不上行。此皆不治，决死也。若计其余命生死之期，期以月节刻①之也。

师曰：脉病人不病，名曰行尸，以无王气②，卒眩仆不识人者，短命则死。人病脉不病，名曰内虚，以无谷神，虽困无苦。

问曰：脉有相乘，如先得肝脉，后又得肺脉，或春得秋脉之类，曰乘。有纵有横，有逆有顺，何谓也？师曰：水行乘火，金行乘木，名曰纵；火行乘水，木行乘金，名曰横；水行乘金，火行乘木，名曰逆；金行乘水，木行乘火，名曰顺也。

寸口诸微亡阳，诸，犹凡也。诸濡亡血，诸弱发热，诸紧为寒。诸乘寒者，则为厥，手足厥冷。郁冒不仁，以胃无谷气，脾塞不通③，气不周于四肢，故厥。口急不能言，战而栗也，此承上条相乘而言，微濡弱脉本属虚，若再为紧脉所乘则为厥云云也，诸紧为寒句，是预为"乘寒"二字注脚，不与上三项为一例，上三项，是受乘者，紧是乘之者也。

问曰：濡弱何以反过十一头？师曰：五脏六腑相乘，故令十一。问：濡弱之脉，何以有十一端名目？答曰：因乘之者有十一项故也。如濡为本脉，而肺脉乘之，则又名浮濡之类。

问曰：何以知乘腑，何以知乘脏？问何以知乘之者为腑脉，抑

---

① 节刻：赵本作"节克"。

② 王气：赵本作"旺气"。

③ 脾塞不通：赵本作"脾涩不通"。

为脏脉。师曰：诸阳浮数为乘腑。诸阴迟涩为乘脏也。

问曰：脉有残贼，何谓也？师曰：脉有弦、紧、浮、滑、沉、涩，此六脉名曰残贼，能为诸脉作病也。承上文言，此六脉若乘诸脉，皆能作病。

问曰：翕奄沉，名曰滑，翕，合也。奄，忽也。脉气合聚则盛，方盛时，忽然沉去，摹写其忽浮忽沉，流走不定之状，所谓滑也。何谓也？师曰：沉为纯阴，翕为正阳，曰忽沉，则翕之，以浮言可知。沉为阴，则浮为阳矣。阴阳和合，故令脉滑，关尺自平。以上释滑字已毕。阳明脉微沉，食饮自可。少阴脉微滑，滑者，紧之浮名也，句未详。此为阴实，其人必股内汗出，阴下湿也。未详。成注，阳明脉微沉，是阳部见阴脉。胃中阴足，故食饮自可。少阴脉微滑，是阴部见阳脉，阳凑阴分，故曰实。股与阴，皆少阴部阳热凑之，必蒸发津液外达也。

问曰：曾为人所难，紧脉从何而来？师曰：假令亡汗，若吐，以肺里寒，故令脉紧也。假令咳者，坐饮冷水，故令脉紧也。假令下利，以胃中虚冷①，故令脉紧也。所谓诸紧为寒也，然必兼迟。

寸口卫气盛，名曰高。营气盛，名曰章。高章相抟，名曰纲。有当权之意。卫气弱，名曰慄。营气弱，名曰卑。慄卑相抟，名曰损。卫气和，名曰缓。营气和，名曰迟②。迟缓即和柔意。缓迟相抟，名曰沉。沉是安静之意。沉，《准绳》作强，盖以下节例之也。

寸口脉缓而迟，亦安和意。缓则阳气长，其色鲜，其颜光，

---

① 以胃中虚冷：赵本无"中"字。

② 营气盛，名曰章……营气和，名曰迟："营"，赵本俱作"荣"。

其声商，清也。毛发长。迟则阴气盛，骨髓生，血满，肌肉紧薄鲜硬，三字衍。阴阳相抱，营①卫俱行，刚柔相得，名曰强也。依《准绳》此节乃释上节之义。

跌阳脉滑而紧，滑者胃气实，紧者脾气强。持实击强，痛还自伤，以手把刃，坐作疮也。胃属阳，阳实则热；脾属阴，阴盛则寒，故相击，此邪正俱盛者也。

寸口脉浮而大，浮为虚，正虚。大为实，邪实。在尺为关，在寸为格，关则不得小便，格则吐逆。邪实正虚，不能运化，故不得小便，而吐食不纳。参上南方脉形条。

跌阳脉伏而涩，伏则吐逆，胃气虚不纳。水谷不化，涩则食不得入，胃血枯则食不下。名曰关格。上条或病在上焦，或病在下焦，犹借中州运化，此并脾胃亦病难矣。

脉浮而大，大从浮见，重按无力也。浮为风虚，外受风邪，而内则血虚。大为气强，热盛也。风气相搏，必成隐疹，风热嘘血，沸腾于外。身体为痒。痒者，名泄风，泄风者，汗出当风也。湿热蒸成汗，被风闭郁则痒。久久为痂癞。风热湿蒸，久而生虫，遂乘厉风。

寸口脉弱而迟，弱者卫气微，迟者营②中寒。营为血，血寒则发热。逼阳于外。卫为气，气微者心内饥，饥而虚满，不能食也。《金鉴》云，末三句论脾胃，与营卫无涉。卫气微当作阳气微，营中寒当作脾中寒。又云，营为血，血寒发热，无此理。卫为气，气微者，当作阳气微，脾中寒者。

跌阳脉大，此大当是虚革之大。而紧者，紧为寒。当即下利，为难治。大或言实，或言虚，非悖也。实指邪，虚指正，故不一其词耳。

---

① 营：赵本作"荣"。
② 营：赵本作"荣"。

寸口脉弱而缓，弱者阳气不足，缓者胃气指邪气言，湿热也。有余，二句犹言弱缓则正不足，邪有余耳，勿泥分。噫而吞酸，食卒不下，气填于膈上也。

趺阳脉紧而浮，浮为气，紧为寒，浮为腹满，气弥漫则脉浮。紧为绞痛，寒故痛。浮紧相抟，肠鸣而转，转即为气动①，膈气乃下，寒气下驱，欲为洞泄。少阴脉不出，其阴肿大而虚也。肾脉微，则先天火衰，无阳化气，水蓄膀胱，故阴囊虚肿。

寸口脉微而涩，微者卫气不行，涩者营气不足，营卫不能相将，三焦无所仰，营卫之气，即三焦之气，虚则俱虚。身体痹不仁。营气不足，则烦疼，血虚则心烦而身疼。口难言②。血枯筋缩，舌短不运。卫气虚者，则恶寒数欠。卫阳虚，不能刚健精悍，为阴所引，故数欠。三焦不归其部，上焦不归者，噫而酢吞；即吞酸症，不能降浊也。中焦不归者，不能消谷引食；不能运也。下焦不归者，则遗溲。不能升也。

趺阳脉沉而数，邪热在内也。沉为实，数消谷，紧者病难治。紧，脾胃之贼脉。

寸口脉微而涩，微者卫气衰，涩者营气不足。卫气衰，面色黄，营气不足，面色青。营为根，卫为叶，营卫俱微③，则根叶枯槁而寒栗，咳逆，唾腥，吐涎沫也。咳唾等皆肺病，肺主皮毛，营卫虚，邪由皮毛入犯肺也。

趺阳脉浮而芤，浮者卫气虚，芤者营④气伤，其身体瘦，

---

① 转即为气动：赵本无"为"字。

② 涩者营气不足……口难言："营"，赵本俱作"荣"。

③ 涩者营气不足……营卫俱微："营"，赵本作"荣"。

④ 营：赵本作"荣"。

肌肉甲错，枯燥。浮芤相抟，宗气衰微①，四属断绝。气微不能四布。成无己曰：四属，皮肉脂髓也。

寸口脉微而缓，微者卫气疏，疏则其肤空；缓者胃气实，实则谷消而水化也。犹云水谷消化。谷入于胃，脉道乃行，水入于经，而血乃成②。营③盛则其肤必疏，三焦绝经，名曰血崩。此三句难解。或曰，此条言血本不病，因气衰而崩也。盖营盛何以崩？必其气虚而不摄耳。肤疏犹云气虚，不充于三焦，而失其经常，则血崩矣。

趺阳脉微而紧，紧则为寒，微则为虚，微紧相抟，则为短气。少阴脉弱而涩，弱者微烦，血虚故微烦热。涩者厥逆。阴气涩，不能与阳相接顺，故厥逆。

趺阳脉不出，脾不上下，气不运布于上下也。身冷肤硬。

少阴脉不至，肾气微，少精血，奔气促逼④，阴虚则气无所附而上奔。上入胸膈，宗气反聚，血结心下，奔至胸中则气聚，而血亦结滞。阳气退下，热归阴股，上焦窒塞，则阳退而下陷。与阴相动，痰火入阳常举。令身不仁，不柔和，不知痛痒。此为尸厥，当刺期门、巨阙。刺期门以通结血，巨阙以行宗气也。

寸口脉微，外阳虚。尺脉紧，内阴盛。其人虚损多汗，知阴常在，绝不见阳也。

---

① 宗气衰微：赵本作"宗气微衰"。
② 而血乃成：赵本作"其血乃成"。
③ 营：赵本作"荣"。
④ 奔气促逼：赵本作"奔气促迫"。

伤寒论近言·卷七

南海何梦瑶报之辑

◎ 《伤寒论近言》方目

桂枝汤

麻黄汤

桂枝加附子汤

五苓散

麻黄杏仁甘草石膏汤

十枣汤

桂枝人参汤

葛根黄连黄芩汤

桂枝去芍药汤

桂枝去芍药加附子汤

桂枝加厚朴杏仁汤

瓜蒂散

大陷胸汤

小陷胸汤

白散

大陷胸丸

芍药甘草附子汤

桂枝新加汤

茯苓甘草汤

小建中汤

炙甘草汤

桂枝甘草汤

茯苓桂枝甘草大枣汤

桂枝去桂加茯苓白术汤

茯苓桂枝白术甘草汤

栀子豉汤

栀子甘草豉汤

栀子生姜豉汤

栀子厚朴汤

栀子干姜汤

桃核承气汤	土瓜根方缺
抵当汤	猪苓汤
抵当丸	麻黄连翘赤小豆汤
大黄黄连泻心汤	茵陈蒿汤
附子泻心汤	栀子柏皮汤
甘草泻心汤	小柴胡汤
生姜泻心汤	柴胡加桂枝汤
半夏泻心汤	柴胡桂枝干姜汤
赤石脂禹余粮汤	黄连汤
旋覆代赭石汤	大柴胡汤
大青龙汤	柴胡加芒硝汤
桂枝二麻黄一汤	理中汤丸
桂枝麻黄各半汤	干姜黄连黄芩人参汤
桂枝二越婢一汤	厚朴生姜甘草半夏人参汤
小青龙汤	桂枝加芍药汤
干姜附子汤	桂枝加大黄汤
茯苓四逆汤	麻黄附子细辛汤
文蛤散	麻黄附子甘草汤
白虎汤	附子汤
白虎加人参汤	四逆汤
大承气汤	白通汤
小承气汤	白通加猪胆汁汤
调胃承气汤	真武汤
麻仁丸	通脉四逆汤
蜜煎导法	吴茱萸汤
猪胆汁导法	四逆散

黄连阿胶汤	麻黄升麻汤
猪肤汤	柴胡加龙骨牡蛎汤
甘草汤	禹余粮丸缺
桔梗汤	桂枝加桂汤
半夏散及汤	桂枝去芍药加蜀漆龙骨牡
苦酒汤	蛎救逆汤
桃花汤	桂枝甘草龙骨牡蛎汤
乌梅丸	桂枝加葛根汤
当归四逆汤	桂枝附子汤
四逆加吴茱萸生姜汤	去桂枝加白术汤缺
白头翁汤	甘草附子汤
枳实栀子豉汤	四逆加人参汤
牡蛎泽泻散	葛根汤
竹叶石膏汤	葛根加半夏汤
烧裈散	黄芩汤
甘草干姜汤	黄芩加半夏生姜汤
芍药甘草汤	通脉四逆加猪胆汁汤

◎仲景原方

桂枝汤

桂枝三两，辛甘热，以发散表邪。芍药三两，酸寒，寒以胜表热，酸以敛自汗，又以监制桂枝，使辛温之气适足达表而止，邪去而气不泄，故能助阳实表也。甘草蜜炙，二两，甘平，以调和中气。生姜三两，辛温，以佐桂枝。大枣十二枚，擘去核，甘温以佐甘草。

水七升，微火煮取三升，适寒温，不热服者，恐力猛也。服一升。须臾啜热稀粥升余，以助药力。谷气内充，易于酿汗。温覆一时许，遍身漐漐微似有汗者，佳；不可令如水淋漓，病必不除。汗徐则匀透，猛则不匀不透。观雨徐则入土，骤则不透，可见。若一服汗出病瘥，停后服；若不汗，更服，依前法；又不汗，后服当小促其间，半日许，令三服尽。若病重者，一日一夜，周时观之。病重恐难得汗，故俟之一日夜。服一剂尽。即上文半日许三服尽之说，非谓一日夜乃尽三服也。病证犹在者，更作服；若汗不出者，服至二、三剂。禁生冷、粘滑、肉面、五辛、酒酪、臭恶等物。此方发汗处全在啜粥温覆之力，观小建中汤便知。按：桂枝，营分药；麻黄，卫分药。风伤卫证，不用麻黄而用桂枝者，以邪气已由卫而及营，用麻黄恐遗营分之邪也。

麻黄汤

麻黄三两，去节，辛温，发卫分之寒。 桂枝二两，散营分之寒。杏仁七十枚，去皮、尖，苦温，以降逆上之气。 甘草一两，炙，以缓诸药之猛。

水九升，先煮麻黄，减二升，去上沫。恐令人烦也，以其轻浮之气，能引气上逆而烦。内诸药煮取二升半，温服八合，覆取微似汗，不须啜粥。力猛不用助也，不用生姜亦此意。余如桂枝汤法将息。问：寒伤营，当重用桂枝，乃分两为何反少于麻黄，何也？曰：寒邪深入，至于营分，则皮毛闭锢已极，不重用麻黄，无以发起汗孔也。

桂枝加附子汤

于桂枝汤内加附子一枚，炮，去皮，破八片。余依桂枝汤法。仍啜粥温覆取汗也，以复被风袭故耳。用者审之。

五苓散

猪苓去黑皮。 茯苓、白术各七钱半。 桂半两。 泽泻一两二钱五分。

上为末，白饮和方寸匕，日三服，多饮暖水，即桂枝汤啜热粥意。汗出愈。末句七字，为消渴条立法，非为水逆条言也。水入则逆，安能多饮乎？按：水为热壅，小便不利。泽泻咸寒，咸走水腑，寒能胜热，加以二苓之渗利，则水去而热泄矣。白术培土以制水也，官桂助气以行水，此制方之意也。热盛者去桂，名四苓。水逆、消渴二条，表均未解，桂当用枝为是。

麻黄杏仁甘草石膏汤

麻黄四两，去节，比麻黄汤多一两，以无桂枝之助也。去桂，恶助内热。 杏仁五十枚，去皮、尖。 甘草炙，二两。 石膏半斤。

水七升，先煮麻黄，减二升，去沫，内诸药煮取三升，温服一升。汗后或下后，汗出表已解故不用表药。而喘，外无大热者，主此汤。以喘乃内热攻肺也，故用石膏清肺，杏仁降逆，麻黄散肺热，甘草以缓麻黄之猛，甘草用蜜炙，取恋膈上而不速下，且不欲助石膏之寒也。

十枣汤

芫花熬，辛苦。 甘遂苦寒。 大戟苦寒。各等分，各为末。 大枣十枚，擘去核。

水一升，先煮枣，取八合，去枣，内各末，强人平旦温服一钱七，羸人半钱。若下少，病不除，明日再服，加半钱得快利后糜粥自养。此攻水之峻剂，非水邪太盛勿轻用。用枣以缓其毒，而顾脾胃也。

桂枝人参汤

桂枝四两。 甘草四两，炙。 人参、白术、干姜各三两。

水九升，先煮四味，取五升，以温补里之虚寒，故久煎。内桂，更煮取三升，取其气锐，解表，故不久煎。温服一升，日再服，夜一服。

葛根黄连黄芩汤

葛根半斤。 黄连、黄芩各三两。 甘草二两，炙。

水八升，先煮葛根，减二升，解肌之力全。内诸药，煮取二升，清中之气锐。分温再服。

桂枝去芍药汤

于桂枝汤内，去芍药。余依前法。依前法：谓啜粥温覆也。

按：去芍药以避中寒腹痛也，然桂枝既无监制，又复取汗不又虚其表乎？余依前法句，疑衍。

桂枝去芍药加附子汤

前方加附子一枚，炮，去皮，破八片。余依前法。末句疑衍。

桂枝加厚朴杏仁汤

桂枝汤加厚朴二两，杏仁五十枚，余依前法。

瓜蒂散

瓜蒂熬黄，极苦。 赤小豆等分，酸。

为末取一钱匕，用热汤七合，煮香豉一合，作稀糜，去滓，和散，温顿服之。不吐者，少少加服，得快吐乃止。诸亡血虚家不可予。二味酸苦涌吐之品，加香豉者，籍谷气保胃，且发越也。

大陷胸汤

大黄六两。 芒硝一升。二味去肠胃结热。 甘遂一钱，另研。逐水，去胸中痰饮。

水六升，先煮大黄减四升，去滓；内硝，煮一两沸，内甘遂末，温服一升。得快利，止后服。

小陷胸汤 又名三物小陷胸汤

黄连一两，涤热。 半夏半升，导饮。 瓜蒌实大者一枚，润燥下行。

水六升，先煮瓜蒌，取三升，去滓；内诸药，煮取二升，分温三服。

白散

桔梗三分，为末。 贝母三分，为末。 巴豆一分，去皮心熬黑，研如脂。

共杵匀，白饮和服。强人半钱匕，弱者减之。病在膈上必吐，在膈下必利。不利，进热粥一杯；利不止，进冷粥一杯。寒痰凝结胸中，内无热者固可服，即有热者，亦可以此劫之。盖巴豆一，故不能敌二味之六，又热从吐利去，不妨也，故曰亦可服。

大陷胸丸

大黄半斤。 葶苈子半斤，熬。 芒硝半斤。 杏仁半斤，去皮尖，熬黑。

前二味为末，合后二味研如脂，取弹丸大一枚，入甘遂末一钱匕，白蜜二合，取其恋上。水二升，温顿服之，一宿乃下；不下，更服。禁如药法。结胸从心上至少腹，硬满不可近者，其势甚于下也，治下宜急，故主大陷胸汤。此胸上硬满、项强，则势甚于上，治上宜缓，故主此丸。

芍药甘草附子汤

芍药三两。 甘草炙，二两。 附子一枚，炮去皮，破八片。

水五升，煮取一升五合，分温服。

桂枝新加汤

桂枝三两。 芍药四两。 甘草二两，炙。 生姜四两。 大枣十二枚，擘去核。此桂枝汤加芍药生姜各一两也。以营虚，故加芍药。营寒，故加生姜。 人参三两，加此以补虚。

水一斗二升，微火煮取三升，分温服。如桂枝汤法。仍取汗也，岂表尚有余邪耶？

茯苓甘草汤

茯苓二两。 桂枝二两。 生姜三两。 甘草一两，炙。

水四升，煮取三升，分温三服。

小建中汤

桂枝三两。 芍药六两。 甘草二两，炙。 生姜三两。 大枣十二枚，擘去核。此桂枝汤倍芍药以敛阴也。胶饴一升，以滋燥涸之阴。

水七升，煮取三升，去滓，内胶饴。更上微火消解，温服一升，日三。不可温覆取汗者，以中虚，阴液不足，汗不可辛得。且俟营卫和，津液充，汗自出也。

炙甘草汤一名复脉汤

甘草炙，四两。 桂枝三两。 生姜三两。 大枣十二枚，擘去核。此桂枝汤去芍药倍甘草也。以寒药过多，故去芍药，加甘草，以缓药使其不速下，与用酒煎意同。取其上补心血也。 麻仁半斤。 阿胶二两。二味以润燥。 生地黄一斤。 麦冬半升。 人参二两。

清酒七升，水八升，先煮八味取三升，久煎则酒气不竣，此虚家用酒之法。去滓，内阿胶，烊消尽，温服一升，日三服桂枝生姜用于大队阴药中，既不能外发，止为通脉行血之用。大便润者，当去麻仁，用酸枣仁。

桂枝甘草汤

桂枝四两。 甘草二两，炙。

水三升，煮取一升，顿服。桂枝本营分药，得麻黄则发营气而为汗，从辛也；得甘草则补中气而养血，从甘也；得芍药则敛营气而止汗，从酸也。此证与小建中汤及炙甘草汤二证异者，彼血虚甚，此阳虚甚也。阳虚，故重用桂而避芍药之寒，且不用生姜，不温覆，故芍药可去。

茯苓桂枝甘草大枣汤

茯苓半斤。　桂枝四两。　甘草一两，炙。　大枣十五枚，擘去核。

甘澜水置长流水盆内，以杓扬万遍，水上有珠子五六千颗相逐，取用之。水本咸而重，扬之则甘而轻，取其不助水邪，又获茯苓，乃先升而后降者也，《本草韵语》[①]详矣。水扬万变，气亦上升，亦取先升而后降之意。此医家以升为降法也。一斗，先煮茯苓减二升，内诸药煮取三升，温服一升，日三服。此即茯苓桂枝白术甘草汤，去术加枣倍苓也。彼治心下逆满，气上冲胸，以水停中焦，故用术。此治脐下悸，欲作奔豚，以水停下焦，故倍苓而佐枣，以益土胜水也。《本草韵语》俟刻。

桂枝去桂加茯苓白术汤

即桂枝汤去桂加茯苓白术各三两，余依桂枝汤法煎服，小便利则愈。《金鉴》云：此为汗下后表不解，心下有水气者立法。去桂当作去芍药，玩余依桂枝汤法自见。盖温覆取汗，桂枝汤法也。若去桂枝，何以取汗，何以解表耶。又云，此证若未经汗下，当用小青龙汤。愚按：依桂枝汤法句下，有"煎服"二字，依是言依水七升、适寒温等煎法服法耳。观下文言小便利则愈，不言汗出可见，其去桂枝当是表证已解，然仍列表证，从《金鉴》可也。

茯苓桂枝白术甘草汤

茯苓四两。　桂枝三两。　白术二两。　甘草炙，二两。

水六升，煮取三升，分温三服。此与真武汤异者，彼肾阳虚，故可用附子。此止经气虚，故用桂枝也。

---

① 《本草韵语》，清代何梦瑶撰。收录于《人子须知》。

栀子豉汤

栀子十四枚，苦能漏泻，寒能胜热。 香豉四合，轻腐上行。

水四升，先煮栀子，得二升半，内豉煮取一升，温服一半，得吐，止后服。

栀子甘草豉汤

上方加甘草二两，依前法。

栀子生姜豉汤

栀子豉汤加生姜五两，同前法。

栀子厚朴汤

栀子十四枚。 厚朴四两，姜炙。 枳实四两，去穰炒。

水三升半，煮取一升半，温服五合，得吐，止后服。

栀子干姜汤

栀子十四枚。 干姜二两，辛热。

水三升半，煮取一升半，温服五合得吐，止后服。

桃核承气汤

桃仁五十枚，去皮、尖，破血。 桂枝三两。 大黄四两。 芒硝二两。 甘草炙，二两。

水七升，煮取二升半，去滓，内硝更煮微沸，空腹温服五合，日三服，当微利。

抵当汤

水蛭三十个，熬。 虻虫三十个，去翅足，熬。二者皆吸血之物，故用以逐瘀。

大黄三两。 桃仁二十枚，去皮、尖。

水五升，煮取三升，温服一升，不下者更服。

抵当丸

水蛭二十个，熬。 虻虫二十个，去翅足，熬。 桃仁二十五个，去皮、尖。 大黄三两。

捣筛，为四丸，以水一升，煮一丸取七合服之，晬时当下血；不下，更服。

大黄黄连泻心汤

大黄二两。 黄连一两。

以麻沸汤二升渍之，须臾绞去滓，分温再付。按：《金鉴》谓不煎，而但以滚沸如麻子之汤渍之，仅得其气，不取其味，故不大泻下，终属可疑，不如以黄芩汤、大黄为是。绞则味出，不经久煎，则生而力锐，《金鉴》之说恐非。

附子泻心汤

大黄二两。 黄连、黄芩各一两。 附子一枚，炮，去皮，破。别煮取汁。

麻沸汤二升，渍前三味，须臾绞去滓，内附子汁，分温再服。附子煎汁，扶表阳之力厚，余药渍汁，去痞之力锐。此条亦无取于大黄，似是误入，当去之。

甘草泻心汤

甘草炙，四两。 黄芩、干姜各三两。 黄连一两。 半夏半升。大枣十二枚，擘去核。

水一斗，煮六升，去滓，再煮取三升，温服一升，日三服。

生姜泻心汤

甘草炙，三两。 黄芩三两。 干姜一两。 黄连一两。 半夏半升。 大枣十二枚。 生姜四两。 人参三两。

法同上汤。

半夏泻心汤

甘草炙，三两，比甘草泻心汤少一两，以有人参也。 黄芩三两。 干姜三两。 黄连一两。 半夏半升。 大枣十二枚，擘去核。 人参三两。

法亦同上。

赤石脂禹余粮汤

赤石脂一斤。 禹余粮一斤，并固土涩脱。

水六升，煮取二升，分温三服。

旋覆代赭石汤

甘草炙，三两。 半夏半升。 大枣十二枚，擘去核。 生姜五两，散逆。 人参二两。 旋覆花三两，涤饮。 代赭石一两，镇逆。

法同甘草泻心汤此生姜泻心汤加减也。

大青龙汤

麻黄六两，去节。 桂枝二两。 杏仁四十枚，去皮尖。 甘草炙，二两。 生姜三两。 大枣十二枚，擘去核。 石膏鸡子大，碎。

水九升，先煮麻黄减二升，去沫，内诸药煮取三升，温服一升，取微似汗，汗出多者，温粉扑之，汗多亡阳，遂虚，恶风烦躁不得眠也。阴盛格阳，故烦躁不得眠。按：石膏寒能清胃，从知母、甘草为白虎，而从麻、桂辈则能解肌热为青龙，热及于里者，必用无疑。但此汤麻黄用至六两，又加生姜，未免太峻，须酌用之，勿过剂也。

桂枝二麻黄一汤

桂枝一两七钱。 芍药一两二钱半。 麻黄七钱半，去节。 甘草一两，炙。 杏仁十六枚，去皮尖。 生姜一两二钱半。 大枣五枚，擘去核。

水五升，先煮麻黄一二沸，去上沫，内诸药煮取二升，温服一升，日再服。比桂枝汤为轻。

桂枝麻黄各半汤

桂枝一两六钱。 芍药一两。 麻黄一两，去节。 甘草一两，炙。 杏仁二十四枚，去皮尖。 生姜一两。 大枣四枚，擘去核。

水五升，先煮麻黄一二沸，去沫，内诸药煮取一升八合，温服六合。止服六合，日不再。是轻于上方也。

桂枝二越婢一汤

桂枝七钱半。 芍药七钱半。 甘草七钱半，炙。 石膏一两。 麻黄七钱半，去节。 大枣四枚，擘去核。 生姜一两。

水五升，煮麻黄一二沸，去沫，内诸药煮取二升，温服一升。按："婢"当作"脾"，石膏清热生津，能发越脾胃之气，故曰"越脾"。此汤比桂枝麻黄各半汤，多石膏，以有内热也。

小青龙汤

麻黄三两，去节。 桂枝三两。 芍药三两。 细辛三两。 甘草炙，三两。 干姜二两。 半夏半升。 五味子半升。

水一斗，先煮麻黄减二升，去沫，内诸药煮取三升，温服一升。若渴，去半夏加花粉三两。避燥生津。若噎，去麻黄，加炮附子一枚。加附散寒。若小便不利，少腹满，去麻黄，加茯苓四两。加苓利水。若喘，去麻黄，加杏仁半升，去皮尖。加杏降逆。若微利，去麻黄，加芫花如鸡子大，熬令赤色。《金鉴》谓芫花攻水力峻，用五分即下行数十次，岂可多用如此。当改为茯苓四两，以上俱去麻黄者，以急于治内水，不欲麻黄外发，引药气向外行也。

此汤外发太阴之表实，内散三焦之水气，与大青龙汤异者，彼治表实之燥热，此治表实之寒饮也。又与五苓异者，彼之水，热且多，故从小便利之。此之水，寒且少，故但从汗散也。

干姜附子汤

干姜一两。 附子一枚，去皮，生用，破八片。

水三升，煮取一升，顿服。

茯苓四逆汤

干姜一两半。 附子一枚，去皮，生用，破八片。 甘草炙，二两。 人参一两。茯苓六两，沉降之品，以降阴气之上逆，不致阳脱也。

水五升，煮取三升，温服七合，日三服。上方峻而急，恐阳脱，故亟挽之。此方缓而频，以阳已脱，不敢用峻剂也。

文蛤散

文蛤五两，咸寒。

上一味为散，以沸汤和一钱匕服，汤用五合。

白虎汤

石膏一斤，辛寒，解肌热清胃热。 知母六两。苦润，泻火润燥。甘草炙，二两。粳米六合，合甘草补土和中，且以缓二药之苦寒，使不伤胃。

水一斗，煮米熟汤成，温服一升，日三服。

白虎加人参汤

前汤加人参三两，余同前法。加参以补中益气而生津液。

大承气汤

大黄四两，酒洗。按：洗当作浸，使上行以去高分之邪。 厚朴去皮尖，半斤。 枳实炙，五枚。 芒硝三合。

水一斗，先煮枳朴，取五升，去滓，内大黄更煮取二升去滓，内芒硝，更上微火一两沸，分温再服，得下。余勿服。

此汤治热邪入胃，痞满燥实坚全见者。芒硝咸寒润燥软坚，才煮即服，其力甚锐使坚燥之结粪得化；大黄苦寒，荡热泻实，亦不久煎，其力亦锐，推热积与粪秽尽下，二者皆下焦血分药。厚朴辛温，能散气满；枳实辛寒，能散热痞，二者皆上焦气分药。气药多于血药者，以结由于热也。

小承气汤

大黄四两。按：此亦当用酒浸。 厚朴去皮，炙，二两 。枳实炙，大者三枚。

水四升，煮取一升二合，温服一半，得利，止后服。以无坚粪故去芒硝。

调胃承气汤

大黄四两，酒浸。 芒硝半升 。甘草炙，二两，恐其速下，故用此缓之。去枳朴者，不欲犯上焦也。

水三升，煮取一升，去滓，内芒硝更煮两沸，少少温服之。大承气服一升，小承气服六合，此又少少服，为更轻矣。

麻仁丸

大黄一斤。推陈致新。 厚朴一斤。 枳实半斤。二味散结滞。 芍药半斤，敛液以滋燥。 麻仁二升。 杏仁一升，去皮尖熬，别捣成脂。二味润燥。

为末，蜜丸，桐子大，饮服十丸，日三服，渐加，以和为度。

蜜煎导法

蜜七合，一味，内铜器中，微火煎之，稍凝似饴状，搅之勿令焦着。欲可丸，并手捻作挺，令头锐大如指，长二寸许，当热时急作，冷则硬。以内谷道中，以手急抱，欲大便时，乃去之。《外台》①方，煎凝时，入皂角末五钱，作挺，以猪胆汁或油涂之，令滑。

---

① 即《外台秘要》，唐代王焘撰于752年。本书汇集初唐及唐以前的医学著作。书中引录各书均附出处，为研究我国唐以前医学的一部重要参考著作。

猪胆汁导法

大猪胆一枚，泻汁，和醋少许，以灌谷道中，如一食顷，当大便出。《外台》方，不用醋，以小竹管插入胆口，扎紧竹管头，用油润，插入谷道内，手捻胆令汁入，甚便。

猪苓汤

猪苓去皮，甘平。　茯苓　阿胶甘平，利水恐燥液，故以此润之。滑石碎，甘寒。　泽泻甘咸寒。各一两。

水四升，先煮四味取二升，去滓，下阿胶，烊消，温服七合，日三服。

麻黄连翘赤小豆汤

麻黄二两，发汗。　赤小豆二升，甘寒，利小便。　连翘根二两，苦寒。　生梓白皮一升，苦寒，二味解肌热。　杏仁四十枚，去皮尖，降气，气降则水下行。　生姜二两。　大枣十二枚，擘去核。二味和营卫。甘草炙，二两。

潦水一斗取下降流行意。先煮麻黄再沸，内诸药，煮取三升，分温三服，半日尽。

茵陈蒿汤

茵陈蒿六两，苦，微寒，黄疸主药。　栀子十四枚，擘，苦寒，令湿热从小便出。大黄二两，去皮，令湿热从大便出。

上三味，以水一斗，先煮茵陈减六升，内二味，煮取三升，去滓，分温三服，小便当利，尿如皂角汁状，色正赤。一宿复减，黄从小便去也。成注：前后得利而解。

栀子柏皮汤

栀子十五枚。　甘草一两。　黄柏二两。

水四升，煮取一升半，去滓，分温再服。《金鉴》：甘草当作茵陈蒿。

小柴胡汤

柴胡半斤。　黄芩三两。　人参三两。　半夏半斤。　甘草炙，三两。　生姜三两。　大枣十二枚，去核。

水一斗二升，煮取六升，去滓，再煮取三升，温服一升，日三服。黄芩清内热，生姜散表寒，甘草和之，所谓和解也。然解必由外散，柴胡所以引之外出也，解必有汗。黄芩清热以存液，人参助气以生津，阴液既充，汗自涌出矣。热郁必成痰饮，故用半夏以涤之，越少阳为太阴，太阴正虚，恐为少阳之邪所乘。故用人参、大枣以补之，使邪不内入也。《医贯》①注云：经病用和解，和解亦必由汗散，然非麻桂开发皮毛之法矣。盖邪初克表，经中阴津未伤，但启其窍而汗自通。及热伤于经，血被焚灼，津液干枯，忌用风药助热燥血，故只清热以存津液，阴液既充，涌出肌表，而外邪自散。此养汗以开玄府，与开玄府以出汗之迥乎不同也。若胸中烦而不呕，火燥故烦，无痰饮故不呕。去半夏、人参，火盛故去人参。加瓜蒌实一枚润燥。

若渴，去半夏为燥也，加人参一两半生津，瓜蒌根四两。润燥生津。

若腹痛，去黄芩，加芍药三两。热在经用芩，入腹用芍，何也。曰：热入腹则聚，芍寒而敛，敛聚其寒味，以攻敛聚之热为宜。且腹者脾胃分野，土病招木侮，芍能泻木也。

胁下痞硬痰饮结聚，去大枣为腻滞也，加牡蛎四两。咸寒，清热软坚，去痰饮。

若心下悸，小便不利者停水，去黄芩内停水则无大热，故去之。加茯苓四两以利水。若不渴，热未入里。外有微热者，常有微

---

① 《医贯》，明代赵献可撰于1617年。

热，乃太阳之表尚未尽解也。去人参，内既无病，表邪亦轻，是不虚也，故去之。加桂三两，温服微汗愈。

若咳者寒郁肺气也，去人参、恐助气，气多咳愈多也。大枣、嫌其壅气也。生姜，加干姜二两去生姜，易干姜者，虽二者均能散寒，然生姜味薄易散，不若干姜之久温乎肺也。不虑助热者，以方中有黄芩，且气初郁，尚未成热也。五味子半升。以敛肺也，干姜散而五味敛，一开一关，逐贼关门之义也。

柴胡加桂枝汤

柴胡四两。 黄芩一两半。 人参一两半。 半夏二合半。 甘草炙，二两。 生姜一两半。 大枣六枚，去核。 桂枝一两半。 芍药一两半。

水七升，煮取三升，温服一升。此柴胡汤合桂枝汤也，恶寒微，则发热亦微可知。肢节烦疼，则头项身不强痛可知。是太阳症已轻也，呕既微，心下支结，较硬满者亦轻，是少阳证亦不甚也，故取二汤之半，合治之。

柴胡桂枝干姜汤

柴胡半斤，合黄芩以治往来之热。 桂枝三两，合干姜以治往来之寒。 黄芩三两。 干姜二两，不用生姜者，恐升发，助头汗也。 瓜蒌根四两，生津止渴。 牡蛎二两，软坚除结。 甘草炙，二两，以和寒热各药。

水一斗二升，煮取六升，去滓再煎，取三升，温服一升，日三服。初服微烦，以干姜也，复服汗出，便愈。

黄连汤

黄连三两，清胸上热。 干姜三两，温胃中寒。 甘草炙，三两，和寒热诸药。半夏半升，降逆止呕。 桂枝三两，以解外。 人参二两。大枣十二枚，去核，二味以培中。

水一斗，煮取六升，去滓温服，昼三夜三。

大柴胡汤

柴胡半斤。 黄芩三两。 半夏半升。 生姜五两。 大枣十二枚，去核。此小柴胡汤去人参、甘草也，以里不虚，故去之。多用生姜者，以呕不止也。 大黄二两。 枳实炙，四枚。 芍药三两，屡下恐伤阴，用此敛之。

水一斗二升，煮取六升，去滓再煎，温服一升，日三服。

柴胡加芒硝汤

小柴胡汤加芒硝六两，余法同小柴胡汤。服不解，更服。

理中汤丸

人参 白术 甘草炙。 干姜各三两。

水八升，煮取三升，温服一升，日三服。或为末，蜜丸如鸡子黄大，温汤开服一丸，日三四服，夜二服。腹中如未热，益至三四丸，然丸不及汤。

若脐上脐上即脐间。筑者，肾气动也，去术嫌壅气也。加桂四两。以制肾寒。

吐多者，去术恐壅气，加生姜三两。散逆止吐。

下多者，还用术正取其壅气不下，且燥湿。加茯苓二两。利湿。

渴欲得水者，此停水之渴，加术一两半。补脾气制水，以化气生津。

腹痛，加人参一两五钱。气虚不运故滞痛，加此补之。寒者，加干姜一两五钱。

腹满者气寒不运故满，去术，加附子一枚。服汤后如食顷，饮热粥一升许，微自温，勿发揭衣被。

干姜黄连黄芩人参汤

干姜二两，去皮。 黄连三两，去须。 黄芩三两。 人参三两。

水六升，煮取二升，去滓，分温再服。

厚朴生姜甘草半夏人参汤

厚朴半斤，去皮，炙，辛温散满。 生姜半斤，切，辛温。 半夏半斤，洗，降逆。人参一两。 甘草炙，二两。

水一斗，煮取三升，去滓，温服一升，日三服。

桂枝加芍药汤

桂枝汤更加芍药三两，法同桂枝汤法。

桂枝加大黄汤

即桂枝汤加芍药三两，大黄二两也。服后不用啜粥温覆。

麻黄附子细辛汤

麻黄二两，去节。 细辛二两，辛热。 附子一枚，炮去皮，破八片。

水一斗，先煮麻黄减二升，去上沫，内各药煮取三升，分温三服，半日则尽。

麻黄附子甘草汤

麻黄二两，去节。 附子一枚，炮去皮，破八片。 甘草二两，炙。

水七升，先煮麻黄一二沸，去沫，内诸药煮取三升，温服一升，日三服。即麻黄附子细辛汤，以甘草易细辛也，二者虽皆寒邪直中少阴经，但彼尚能发热，则阳气未甚衰。故可用细辛，此不能发热，则阳衰已甚，恐细辛猛发阳脱，故易甘草以恋之。

附子汤

附子二枚，去皮，切八片，生用，以壮阳而散寒。 人参二两，以固气。 白术二两，以培土制水。 茯苓三两，以利水，盖肾寒则水泛溢，故用苓术也。 芍药三两，此味似不可用，岂比照真武汤之例乎？

水八升，煮取三升，温服一升，日三服。

四逆汤

甘草炙，二两。 干姜一两半。 附子一枚，去皮，切八片，生用。

水三升，煮取一升二合，分温再服。强人可大附子一枚，干姜三两。

白通汤

葱白四茎，辛温。 干姜一两。 附子一枚，去皮，切八片，生用。

水三升，煮取一升，去滓，分温再服。

白通加猪胆汁汤

葱白四茎。 干姜一两。 人尿五合，咸寒。 附子一枚，生去皮，破八片。 猪胆汁一合，苦寒。

水三升，煮取一升，去滓，内胆汁、人尿，和令相得，分温再服，若无胆亦可用。

真武汤

附子一枚，炮去皮，破八片。 生姜三两。 白术二两，补土制水。 茯苓三两，利水。 芍药三两，虑姜附外走而不内守，以此敛之，使入阴分，庶阳不外散。

水八升，煮取三升，温服七合，日三服。

咳者加五味子半升，细辛、干姜各一两。水寒射肺，故咳。细辛、干姜温散之，五味子以敛肺气也。

小便利者去茯苓，下利者，去芍药。避其寒也且下利之人，阳必下陷，而不至外散，亦无须芍药之敛。加干姜二两。

若呕者，去附子，加生姜，足前成半斤。呕因水停于胃，病非下焦，故但重用生姜温胃，不用附子补肾也。

通脉四逆汤

甘草炙，三两。 干姜三两，强人可四两。 附子大者一枚，去皮，破八片，生用。

水三升，煮取一升二合，分温再服。脉出者愈。

面色赤者，加葱九茎。

腹痛者，加芍药二两。敛诸热药于腹也。

呕者，加生姜二两。散逆止呕。

咽痛者，加桔梗一两。寒浮热上逼咽，故咽痛，桔梗苦辛以散之。

利止，脉不出者，加人参二两。以生脉。

吴茱萸汤

吴茱萸一升，辛苦大热，肾寒逆于肝部，非此不能降而散之。 人参三两。 大枣十二枚，去核。肾水寒，反侮土，故用此二味培土。 生姜一两，以助吴萸散寒。

水七升，煮取二升，温服七合，日三服。

四逆散

柴胡 芍药 枳实破，水渍，炙干。 甘草炙，各二两。

为末，白饮和服方寸匕，日三服。此治阳症四逆之方。逆者，手足清凉而未至于厥冷也。观方中诸药，非甚寒凉，则传经之热原微可知。故但用柴胡以疏之，芍药以清之，甘草以和之，枳实以破之。

咳者，加五味子、干姜各一两。肺有寒故咳，干姜以温散之，五味以敛肺气，使不随寒散也。按：本方以治热，加味又以治寒，必寒热之邪夹杂者也。盖有热传于里而四逆者，亦有寒邪直中而郁热于内，寒热夹杂，内阳被郁不宣而四逆者，又有传经热入，与素有之寒饮相搏，气不外达而四逆者，故兼证不一，细玩下文自知，勿疑此方之夹杂也。并主下痢。

悸者寒饮因热逼，上乘于心也。加桂枝一两以通心阳也。

小便不利者饮停，加茯苓一两。

腹痛者热虽在少阴，而寒则在太阴也。加附子一枚，炮令坼。

泻利下重者，先以水五升，煮薤白三升，取三升，_{泻利下}重，即痢疾也，乃寒热郁结所致，薤白开郁结，以散寒热之邪。去滓，入散三方寸匕，再煮取一升半，分温再服。

黄连阿胶汤

黄连四两。 黄芩一两。_{二味清火。} 芍药二两，_{敛阴。} 鸡子黄二枚，_{甘温益心血。} 阿胶三两，_{甘温，滋阴。}

水五升，先煮三物取二升，去滓，内胶烊尽，小冷，内鸡子黄，搅令相得，温服七合，日三服。

猪肤汤

猪肤一斤，_{甘寒。}

水一斗，煮取五升，去滓，加白蜜一升，白粉五合，熬香，和相得，温二服。

甘草汤

甘草二两。

水三升，煮取一升半，去滓，温服七合，日一服。

桔梗汤

桔梗一两，_{辛甘，微温。} 甘草二两，_{甘平。}

水三升，煮取一升，去滓，分温再服。

半夏散及汤

半夏洗。 桂枝去皮。 甘草炙，各等分。

以上三味，各别捣筛，已，合治之，白饮和服方寸匕，日三服。若不能散服者，以水一升，煎七沸_{欲气上升}，内散两方寸匕，更煎三沸，下火，令小冷，少少与之。

苦酒汤

半夏洗，破，如枣核大者十四枚。 鸡子一枚，去黄，内上苦酒着鸡子壳中，_{甘微寒。}

上二味，内半夏着苦酒中，以鸡子壳置刀环中安火上，令三沸，去滓，少少含咽之，不差，更作三剂服之。

桃花汤

赤石脂半斤，甘温。 干姜一两，辛热。 粳米一斤，甘平。

水七升，煮至米熟为度，令研石脂末半斤，每服以汤七合，调末方寸匕，日三服。此治虚寒下利之涩剂。而吴鹤皋[1]、王肯堂[2]谓是治热证利血，《医方集解》[3]辟之甚明。

乌梅丸

乌梅三百个，酸以静虫。 细辛六两，辛热。 干姜十两，辛热。蜀椒四两，去子，辛热。三味以伏虫。 黄柏六两，苦寒。 黄连一斤，苦寒。二味以下虫。 附子六两炮，辛热。 桂枝六两辛热。二味以济连、柏之寒。 当归四两，辛温。 人参六两，甘温。二味以补气血。

上十味异捣筛，合治之，以苦酒渍乌梅一宿，去核，蒸之五升米下，饭熟捣成泥，和药令相得，内臼中，与蜜杵二千下；圆如梧桐子大，先食饮服十丸，日三服，稍加至二十丸。禁生冷、滑物、臭食等。

---

① 吴鹤皋即吴昆（1552—1618），明代医家。字山甫，别号鹤皋。歙县（今安徽歙县）人。著有《医方考》《脉语》《黄帝内经素问吴注》《针方六集》等书。

② 王肯堂（1549—1613），明代著名医家。字宇泰，号损庵，自号念西居士。金坛（今江苏金坛）人。著《证治准绳》44卷，分杂病、类方、伤寒、外、儿、妇等六科，故又称《六科证治准绳》。

③ 《医方集解》，清代汪昂撰。刊于1682年。本书选录古今医籍中常用方剂，按不同作用的方药性质分为补养、发表、涌吐、攻里、表里、和解、理气、理血、祛风、祛寒、清暑、利湿、润燥、泻火、除痰、消导、收涩、杀虫、明目、痈疡、经产等21类方剂。除列述每个方剂的方名、主治及处方外，并引录各家学说阐明方义。

当归四逆汤

当归三两。 桂枝三两。 芍药三两。 细辛二两。 大枣二十五个。 甘草二两，炙。 通草二两，甘平。

水八升，煮取三升，去滓，温服一升，日三服。

四逆加吴茱萸生姜汤

即前方加吴茱萸二升，生姜半斤，切以水六升，渍酒六升，和煮取五升，去滓，分温五服，一方水酒各四升。

白头翁汤

白头翁三两，苦寒。 黄连三两。 黄柏三两。 秦皮三两，苦寒而涩。

水七升，煮取三升，去滓，温服一升。不愈更服一升。

枳实栀子豉汤

栀子十四枚擘。 枳实三枚，炙，苦寒以破未尽之结热。 豉一升，绵裹，苦寒，轻腐上行，能吐亦能汗。

上三味，以清浆水七升，空煮取四升，内枳实、栀子，煮取三升，下豉，更煮五六沸，去滓，温分再服，复令微似汗。此即栀子豉汤加枳实而异其煎法也。所以取汗处在煎法不在枳实。本草谓百沸汤能助阳气行经络可见。本草：炊粟米熟，投冷水中，浸五六日，味酢，生白花名酸浆水，此云清浆，当是浸未至酸者。

牡蛎泽泻散

牡蛎咸平，熬。去饮，水停为痰饮也。 泽泻咸寒，利水。 蒌根苦寒，降痰。葶苈苦寒，熬。泄气逐水。 商陆根辛酸咸平。熬，逐水。海藻咸寒，洗去咸。行水泄热。蜀漆辛平，去腥，去痰。各等分。

上七味，异捣，下筛为散，更入白中治之。白饮和服方寸匕。小便利，止后服，日三服。按：此汤用之，病后终嫌其峻，用春泽汤可也。

竹叶石膏汤

竹叶二把，辛平。 石膏一斤，甘寒。二味清胃热。 半夏半升，洗，辛温，降逆，去痰饮。 人参三两，甘温。 甘草二两，炙，甘平。粳米半升，甘微寒。麦门冬一升，去心，甘平。

水一斗，煮取六升，去滓，内粳米，煮米熟汤成，去米，温服一升，日三服。

烧裈散

上取妇人中裈近隐处，剪烧灰，以水和服方寸匕，日三服。小便即利，阴头微肿则验。妇人病，取男子裈烧灰。

甘草干姜汤

甘草四两，炙。 干姜二两，炮。

水三升，煮取一升五合，去滓，分温再服。

芍药甘草汤

白芍药四两。 甘草四两，炙。

水三升，煮取一升半，去滓，分温再服之。

麻黄升麻汤

麻黄二两半，去节，甘温。 升麻一两一分，甘平。 当归一两一分，辛温。 知母苦寒。 黄芩苦寒。 萎蕤各十八铢，甘平。 石膏碎，绵裹，甘寒。 白术甘温。 干姜辛热。 芍药酸平。 天门冬去心，甘平。 桂枝辛热。 茯苓甘平。 甘草炙，甘平。各六铢。

以水一斗，先煮麻黄一二沸，去上沫，内诸药，煮取三升，去滓，分温三服。相去如炊三斗米顷，令尽，汗出愈。

柴胡加龙骨牡蛎汤

半夏二合，洗。 大枣二枚。 柴胡四两。 生姜一两半。 大黄二两。 人参一两半。 龙骨一两半。 铅丹一两半。 桂枝一两半，去皮。　茯苓一两半。　牡蛎一两半。

水八升，煮取四升，内大黄，切如棋子，更煮一二沸，去滓，温服一升。

桂枝加桂汤

于桂枝汤方内，更加桂二两，共五两。余依前法。

桂枝去芍药加蜀漆龙骨牡蛎救逆汤

甘草二两，炙。　桂枝三两，去皮。　生姜三两，切。　牡蛎五两，熬。　龙骨四两，甘平。　大枣十二枚，擘。　蜀漆三两，洗去腥，辛平。

上为末，以水一斗二升，先煮蜀漆减二升，内诸药煮取三升，去滓，温服一升。以有龙骨牡蛎，故不须芍药，恐太涩敛，则药气行迟，失救急之旨也。

桂枝甘草龙骨牡蛎汤

桂枝一两。　甘草二两。　牡蛎二两，熬。　龙骨二两。

上为末，以水五升，煮取二升，去滓，温服八合，日三服。

桂枝加葛根汤

芍药二两。　桂枝三两。　甘草二两，炙。　生姜三两，切。　大枣十二枚，擘。葛根四两。

水一斗，先煮葛减二升，去上沫，内诸药，煮取三升，去滓，温服一升，覆取微似汗，不须啜粥。

桂枝附子汤

按：此即桂枝去芍药加附子汤也，当删，因方注晰，存之。

附子三枚，炮，去皮，破八片。　桂枝三两，去皮。　生姜三两，切。　甘草二两，炙。　大枣十二枚，擘。

水六升，煮取二升，去滓，分温三服。若大便硬，小便自利，去桂枝，加白术四两。初服身如痹，半日许复服之。三服尽，其人如冒，勿怪，此附术并走皮内，逐水气，未得除，故耳。若大便不硬，小便不利，当加桂附子三枚恐多，虚弱家及产妇减之，此本一方二法。

甘草附子汤

附子二枚，炮，去皮。　甘草二两，炙。　白术二两。　桂枝四两，去皮。

水六升，煮取三升，去滓。温服一升，日三服。初服得微汗则解。能食，汗出复烦者，服五合，恐一升多者，宜服六七合为妙。

四逆加人参汤

即四逆汤内人参。

葛根汤

不曰桂枝汤加麻黄葛根，而曰葛根汤者，非阳明也，此汤比大青龙更峻，慎用之。

葛根四两。　麻黄三两，去节。　桂枝二两，去皮。　芍药二两，酒洗。　甘草二两，炙。　生姜三两，切。　大枣十二枚，擘。

水一斗，先煮麻黄、葛根减二升，去沫，内诸药，煮取三升，去滓，温服一升，覆取微似汗，不须啜粥，余如桂枝法将息及禁忌。

葛根加半夏汤

葛根四两。　生姜三两，切。　甘草二两，炙。　芍药二两。　桂枝二两，去皮。大枣十二枚，擘。　半夏半斤，洗。　麻黄三两，去节，汤泡，去黄汁，焙干称。

水一斗，先煮葛根、麻黄，减二升，去白沫，内诸药，煮取三升，去滓，温服一升，复取微似汗。

黄芩汤

黄芩三两。 甘草二两，炙。 芍药二两。 大枣十二枚，擘。

水一斗，煮取三升，去滓，温服一升，日再夜一服。若呕者，加半夏半升，生姜三两。

黄芩加半夏生姜汤

于黄芩汤内加半夏半升，生姜三两半。余依黄芩汤服法。

通脉四逆加猪胆汁汤

于通脉四逆汤内，加入猪胆汁半合，余依通脉四逆汤法服。如无猪胆，以羊胆代之。

以上一百一十四方，除桂枝附子汤，即桂枝去芍药加附子汤，当删去，实一百一十三方。

按：古今衡量不同。汉之二两，当元时之六钱半，李东垣云。一升，当明时之二合半，李濒湖云。又考仲景诸方，每方多分三服，然则诸方药重一斤者，每服止得五两。余以每两三钱约之，止当今时之一两六七钱耳。未尝大小相悬也。时医好用大剂，借口仲景，谬妄可笑，其不至杀人者，几希矣，亦可恨也！

第二部分

《伤寒论近言》研究

何梦瑶（1692—1764），字报之，号西池，清初广东南海人，岭南著名医家，著有《医碥》《伤寒论近言》《三科辑要》《人子须知》等医学著作。其中，《伤寒论近言》为其研究伤寒之专著，但因传世量少而鲜为人知。2012年广东科技出版社将天津市医学科学技术信息研究所所藏《伤寒论近言》清乾隆二十四年己卯（1759年）乐只堂刻本影印出版，方使此书得以重见天日。

一、《伤寒论近言》对《伤寒论》的研究

学界认为明清时期对张仲景《伤寒论》研究出现三派学说：以方有执、喻嘉言为代表的"错简重订派"，以张遂辰、张志聪为代表的"维护旧论派"，以柯琴、尤怡为代表的"辨证论治派"。明清伤寒三派争鸣核心是对张仲景《伤寒论》三种不同的研究方法及内容解读，均对何梦瑶《伤寒论近言》产生影响。《伤寒论近言》研究《伤寒论》有以下特色。

（一）探本溯源，重新编次，注重实用

岭南外感热病多发，关于仲景《伤寒论》学术源流，何梦瑶认为，"《伤寒论》实本《内经·热病论》来，兹录经文于前，以明渊源所自，且以见仲景去取之精。"认为伤寒"当分直中寒证、传经热证"，并指出《内经·热病论》"今夫热病者，皆伤寒之类也"之"热病"即为"传经热证"。

传世宋本《伤寒论》，排列顺序为辨脉法第一、平脉法第二、伤寒例第三。何梦瑶认为《伤寒例》为王叔和所著，对热病辨治有指导意义，应予保留："王叔和《序例》一篇，祖

述《内经》，弁冕仲景，所言大醇小疵。诸家攻击太过，殊非平允。亦录于前，细加详注，瑕瑜自见，读者详之。""《辨脉》《平脉》二篇，亦泛论脉法，非专言伤寒，故并编于后。"《伤寒例》所言大醇小疵，对王叔和基本持肯定态度。

明清伤寒三派学术争鸣各医家虽有不同的观点，但都发展了仲景伤寒学术。何梦瑶《伤寒论近言·凡例》曰："论内各条次第，诸家编排互异，皆非仲景之旧。本来面目既不可考，因以愚意为线索贯串，颠倒割裂，罪诚不免，然衷之于理，或亦无碍。"

何梦瑶将六经病各病按照概念、分类、方药、方药禁忌、变证及处理、转归等进行编排，思路清晰，且便于临床使用。以"太阳篇"为例，先分别伤风、伤寒，次论麻黄汤、桂枝汤为其主治，接言禁汗之例，又备误汗之救法，后列各变证之诊治，最后列吐、下、火治之失，并传经之症状，后接"阳明篇"，俨然一疾病指南貌。

（二）博采众家，评价公允，学有定见

《伤寒论近言》书中引用前人论述有王叔和、陶节庵、喻嘉言、程郊倩、成无己、常器之、刘完素、吴昆、王肯堂等医家，以及《南阳活人书》《医宗金鉴》《证治准绳》《医碥》《类经》《此事难知》《外台秘要》《医贯》《医方集解》等著作，何梦瑶对于前人的论述并非人云亦云，而是根据某一具体问题展开论述，对前人的论述评价公允，举例如下。

喻嘉言，明清伤寒"错简重订派"医家，删王叔和《伤寒例》。何梦瑶评述："六经篇内，喻嘉言摘出温病、合病、并病、坏病各项另立篇目，虽非仲景之旧，于理可通。兹细加辨

别，其有经可归者，乃隶本经篇内；无经可归者，从喻氏摘出将合病、并病合为一篇。"可见何梦瑶吸取喻嘉言部分学术主张。但何梦瑶不赞成喻嘉言"风伤卫，寒伤营"一说，提出："冬月风厉寒严，总皆阴气。特有风始寒，不若无风亦寒之冽。因以伤之在营而深者为寒，在卫而浅者为风耳。要之寒甚之时，无风且寒，况加之以风乎？风寒皆能伤卫，皆能伤寒。必强为分别，谓风伤卫而未及于营尚通，谓寒伤营而无与于卫，则卫居营外，未有不由外而能及内者也。"

六经实质是《伤寒论》研究的核心问题之一。何梦瑶执六经层次说："窃意六经次第，原从其行于躯壳之浅深分。太阳行至浅，为第一层，以次至第六层厥阴为最深。太阳第一层……阳明居第二层，少阳居第三层。"六经包括手足六经，并解释："足经长远，彻上彻下，遍络周身，凡手经所到之处，足经无不到焉。举足经自可该得手经，非病无涉于手经也。盖经络相通，流行无间，断无不入手经之理。"

何梦瑶将"传经"定义为：伤寒"由浅入深，以经脉为传送之道路。盖经脉内系脏腑，外行躯肌，如江河之行于地然，过都越国，必由江河以达，故曰传经。"传经与体质有关。"直中者，因其人平日虚寒，阳气衰微，不能捍卫乎外，寒邪得以直入，深中脏腑，此是阴寒之证。传经者，其人平素壮实，或虽虚而有火，寒邪虽厉，内之阳气足以拒之，深入不能，止伤其外，皮肤受寒，则阴凝之气足以闭固腠理，而本身之阳气不能发泄于外，是以郁而为热，使能为之发散在表之寒邪，则腠理开，郁热泄，可立愈矣。否则热不外泄，势必内攻。"对于传经次序和日数，何梦瑶认为："传经之次，一日太阳，二日阳明，三日少阳，四日太阴，五日少阴，六日厥阴。此大概也，或迟或速，日数可以不拘。"

（三）临床注重辨证关键，用药反对大剂处方

何梦瑶强调六经病各病应辨清经腑、经脏关系以拟定治法。如"少阳篇"提纲曰："少阳近里，病则经腑相连，难以分别。非如太阳、阳明，见尿蓄而指为膀胱，见便结而指为胃实，确然可据也。"在此基础上拟定治法："病在膀胱可利之，在胃可下之。内疏与表散不同，故须分讲。若邪居少阳，半表半里，出入无路，惟有小柴胡和解一法，经热解，胆热亦清，治法既已从同，则经腑又可无庸分别矣。"又如：腹痛自利，症属太阴，而三阴病皆见，何梦瑶解释："缘经脏交通，相为挹注。痛利由本经病致者，则为自受之邪；由他经病致者，则为转注之邪。即与少阴、厥阴之症同见，而本症自属之太阴耳。惟其彼此互见，故三阴之治，大概从同。惟其各有定属，故三阴之症，界限自别。医者知此，则病至能名，经纬不乱矣。"通过指出三阴经脏相连，分清三阴腹痛自利辨治之异同。

何梦瑶临床注重对关键症状的判断，以达对伤寒辨治提纲挈领的作用。如论阳明腑证辨治关键："凡蒸热、恶热、汗多、腹满痛、烦躁、喘冒、不卧、谵语、潮热、不食、循衣摸床、直视、目不了了、睛不和，皆腑实之征也。病在腑，则宜下矣。然下以下其腑，若邪未入腑而在表，则不可下，故表里宜辨也。下以下其实，若虽入腑而不实，亦不可下，故硬溏宜别也。下以下其热，若便虽结而非热，亦不可下，故里气宜审也。"

何梦瑶不赞成伤寒大剂处方："古今衡量不同，汉之二

两当元时之六钱半，一升当明时之二合半。又考仲景诸方，每方多分三服，则诸方药重一斤者，每服止得五两余，以每两三钱约之，止当今时之一两六七钱耳。未尝大小相悬也。时医好用大剂，借口仲景，谬妄可笑。其不至杀人者几希矣！亦可恨也！"此与温病用药有轻清特点相似。

二、《伤寒论近言》有关温病内容

何梦瑶是清初岭南尊信刘（元素）朱（丹溪）学说者，乾隆戊午年（1738年）为郭元峰《脉如》写序言曰："予友郭子元峰，本邑名诸生，能医，尊刘、朱，与余议合。"《伤寒论近言》也是何氏对仲景《伤寒论》诊治热病、时病的近世解读与诠释。

（一）探讨各类温病

何梦瑶《伤寒论近言》包含有大量关于温病内容的论述，已能从病因、病机、症状、治法等方面对各类时病温病进行界定。

例如，明确了伤寒与温病的区别，认为"冬伤寒，夏伤暑，春温秋燥，长夏湿，皆当时之气为病也。"

又从病因时令季节角度探讨风温、春温、温疟、温毒、温疫、温暑的诊断依据："温自是春令之病，风温即春温，风木为春气，故又名风温耳。温疟则温病之往来寒热如疟者，如伤寒之有少阳症也。温毒亦即温病之甚者。""《序例》之所云'冬温夏寒疫'，则非时之气为病也，亦曰天行病。至于瘟疫，则又天行邪气之至毒者，邪多从口鼻吸入，非必有风寒侵其皮肤也。""气邪，则感温气而病温，感热气而病热也……温暑病，是指感气邪者言。"邪多从口鼻吸入，即明代吴又可《温疫论》"邪自口鼻而入"学术观点。

明确提出了瘟疫的流行性与传染性，"邪入乱正，拂郁烦扰，行运失常而发为热。热自内出，表证见焉。及其壅盛于外，不能泄越，里复郁炽，内证见焉。所感者至厉之气，则病气亦复至毒，尸气更复秽恶，宜其易于传染也。其所以盛于春夏者，以春夏之气升浮温热，邪气与之蒸浮，充满弥纶，无处可避也。"

也认识到温病的治法与伤寒不同。风温者，"表里俱热，宜用辛凉双解矣。"温暑者，"亦用辛凉，但凉多辛少。汗多加敛汗之药为宜。"治疗应注意"驱外来之热邪……必兼清其里，不然则内外固结而不解。"此外，"若汗多气泄，所谓大热伤气也，热药固不可用，但须加人参。……中暑有内无大热者，以阳大泄于外，故里无热也，其脉必虚，则温热亦可用。"瘟疫者，赞同"喻嘉言云：伤寒邪中外廓，一表即散；瘟疫邪行中道，表之不散。伤寒邪入胃腑，一下可愈；瘟疫邪遍三焦，散漫不收，下之不除。深得瘟疫情状。"

（二）对伏气温病疑义

何梦瑶对《内经》"冬伤于寒，春必病温"说有疑义，认为"《内经》未必出于岐黄，大抵后人穿凿附会者多。尽信书，则不如无书，吾欲奉孟子以为断也"。并明确反对伏气温病说，理由有三：一者，"人身元气壮实，邪不能入。邪之所凑，其气必虚。使虚在火而寒耶，则寒邪深入骨髓，当为直中矣！岂能安然待至春夏而后发也？使虚在水而热耶，则寒热不同气，势必拒击，安能耦居无猜，历春而至夏也？"二者，"内藏者为寒邪矣，不识久藏骨肉中，依然不改其寒耶？则其发也，仍是寒病，不应变为温热也。如以为随时令而变耶，则沉阴冱寒，忽转温热，正是阳回佳兆，又何病之云也？"三者，"《温疟论》固谓邪不能自出也。如必待感于温暑之气而后发，则二气自能为病，安知非感温气者自病温、感热气者自病热？而何必种根伏蒂于冬寒也？"

三、结语

何梦瑶代表作《医碥》一书中关于伤寒的论述极少，导致长期以来对何梦瑶伤寒学术成果的研究不足。《伤寒论近言》则补充了对何梦瑶伤寒学术研究的缺失资料。通览《伤寒论近言》全书，何梦瑶赞同"伤寒例"为王叔和所作，并将"平脉法""辨脉法"改置篇末，又重编伤寒条文次序，均与错简重订派观点相同；但又反对该派主要观点——"风伤卫，寒伤营，风寒两伤营卫"之三纲鼎立说，并肯定王叔和"伤寒例"的学术贡献，认为诸家对其攻击太过。何梦瑶对《伤寒论》全书内容不予删减，维护了《伤寒论》内容的完整性，与维护旧论派做法一致；但其对伤寒条文次序重新整理，与该派认为《伤寒论》条文次序不可改动的中心论点相异。何梦瑶按照自身观点将伤寒条文重新编排，体现了他临床应用《伤寒论》的思路，与辨证论治派注重发挥《伤寒论》辨证论治规律的宗旨不谋而合，但与该派以方类证、以法类证、分经审证的方法、思路又有所不同，足见何梦瑶学有定见，对《伤寒论》有全面、系统且深入的研究。

从本质上讲，历代医家对《伤寒论》的注本都是借注解伤寒之名行阐述自身学术见解之实。何梦瑶《伤寒论近言》在注解伤寒的同时，用了较长篇幅阐述了他对时病、温病的认识，并基本构建了岭南温病学的理论框架，其对温病的重视程度在历代《伤寒论》的注本中是极为罕见的。从一个侧面反映何梦瑶对于外感时病、热病的重视。

《伤寒论近言》作为岭南地区成书较早的《伤寒论》全注本，在伤寒及温病两方面的研究均有建树，代表了清代初期岭南地区在伤寒及温病研究上所达到的水平。自《伤寒论近言》之后，岭南伤寒与温病专著层出不穷，它在岭南伤寒与温病学术的发展过程中地位如何？它对后世岭南伤寒与温病学术又有何影响？关于此书的诸多问题都值得进一步研究。